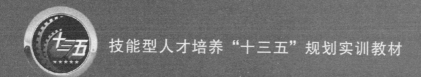

技能型人才培养"十三五"规划实训教材

基础护理
实训指导

主　编　黄爱兰　卢秋妍
副主编　李　雪　石天桃　农碧燕　肖泽凤
编　者（按姓氏笔画排序）
马文斌（百色市民族卫生学校）
王缉莲（百色市人民医院）
韦　莉（百色市民族卫生学校）
韦柳春（百色市民族卫生学校）
韦艳娜（百色市民族卫生学校）
韦桂源（右江民族医学院）
甘权海（百色市民族卫生学校）
石天桃（百色市民族卫生学校）
卢秋妍（百色市民族卫生学校）
农碧燕（百色市民族卫生学校）
刘永伟（百色市民族卫生学校）
刘庆苗（百色市民族卫生学校）
刘柳萱（百色市民族卫生学校）
李　雪（百色市人民医院）
肖泽凤（百色市民族卫生学校）
吴润田（百色市民族卫生学校）
何承宁（百色市民族卫生学校）
郭少芳（百色市民族卫生学校）
凌翠云（百色市民族卫生学校）
黄　玲（广西壮族自治区人民医院）
黄美旋（百色市民族卫生学校）
黄爱兰（百色市民族卫生学校）
黄湄景（百色市民族卫生学校）
梁俊玉（百色市民族卫生学校）
曾秀梅（百色市民族卫生学校）
黎竹宝（百色市人民医院）

西安交通大学出版社
XI'AN JIAOTONG UNIVERSITY PRESS

图书在版编目(CIP)数据

基础护理实训指导/黄爱兰,卢秋妍主编. —西安:
西安交通大学出版社,2017.8
技能型人才培养"十三五"规划实训教材
ISBN 978 - 7 - 5693 - 0031 - 4

Ⅰ.①基… Ⅱ.①黄… ②卢… Ⅲ.①护理学-高等
职业教育-教学参考资料 Ⅳ.①R47

中国版本图书馆 CIP 数据核字(2017)第 213307 号

书 名	基础护理实训指导
主 编	黄爱兰 卢秋妍
责任编辑	宋伟丽

出版发行	西安交通大学出版社
	(西安市兴庆南路 10 号 邮政编码 710049)
网 址	http://www.xjtupress.com
电 话	(029)82668357 82667874(发行中心)
	(029)82668315(总编办)
传 真	(029)82668280
印 刷	陕西时代支点印务有限公司

开 本	787mm×1092mm 1/16 印张 12.75 字数 303 千字
版次印次	2018 年 8 月第 1 版 2018 年 8 月第 1 次印刷
书 号	ISBN 978 - 7 - 5693 - 0031 - 4
定 价	36.00 元

读者购书、书店添货、如发现印装质量问题,请与本社发行中心联系、调换。
订购热线:(029)82665248 (029)82665249
投稿热线:(029)82668803 (029)82668804
读者信箱:med_xjup@163.com

FOREWORD
前 言

　　护理学是一门实践性很强的学科,基础护理操作是护理岗位中最基本的重要技能。实训教学在培养护理专业人才过程中具有重要作用,《基础护理实训指导》以《基础护理学》教材为指导,其重要任务是帮助护生掌握基础护理技能操作,培养护生的职业能力。

　　本书共包括39个实训,每个实训基本包括实训目的、用物准备、实训过程、操作流程图及操作要点、操作沟通范例、考核评分标准。操作流程图及操作要点旨在通过简单图示使学生对操作有一整体、清晰的思路和认识;操作沟通范例使学生在学习基础护理技术操作的同时,也学会如何与患者进行有效的沟通,强调人文关怀的重要性。操作沟通范例突显了与患者沟通时使用语言与非语言沟通的技巧。考核评分标准方便学生在经过一段时间的操作练习后,检测自己是否达到所要求的目标。

　　本书由咸阳职业技术学院赵小义老师担任主审,本书在编写过程中得到了西安交通大学出版社的鼎力相助,在此一并表示衷心的感谢!

　　尽管各位编者尽了最大努力,但由于水平有限和编写时间较为仓促,书中难免存在不妥之处,恳请广大师生在使用中给予批评指正。

编者

2018 年 5 月

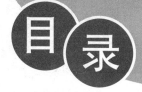

CONTENTS

目录

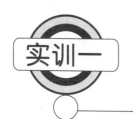

实训一　铺床法

实训目的

1. 通过训练和考核使学生学会保持床单位整齐，病床平整、紧扎、安全、实用，满足患者睡卧休息的需要。

2. 通过实训操作，使学生能够独立完成各种铺床法的操作程序。

用物准备

1. 备用床（图1-1）、暂空床（图1-2）需准备：床、床垫、床褥、棉胎或毛毯、枕芯、底单（大单/床褥罩）、被套、枕套。

2. 麻醉床（图1-3）需准备以下物品。

（1）床上用物：床垫、床褥、棉胎或毛毯、枕芯、底单（大单/床褥单）、中单和橡胶单、被套、枕套。

（2）麻醉护理盘：①治疗巾内备开口器、舌钳、通气导管、牙垫、治疗碗、氧气导管或鼻塞管、吸痰导管、棉签、压舌板、平镊、纱布或纸巾。②治疗巾外备手电筒、心电监护仪（血压计、听诊器）、弯盘、胶布、护理记录单、笔、输液架等。

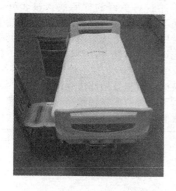　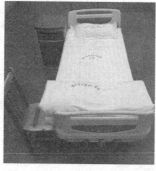　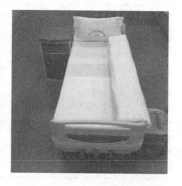

图1-1　备用床　　　　　图1-2　暂空床　　　　　图1-3　麻醉床

实训过程

1. 观看录像视频，教师对每种铺床法进行演示。

2. 教师交代实训要求与注意事项，全班学生分组进行操作。

3. 教师巡视，随时评价矫正不规范的操作。

4. 集中讲评本次的训练情况。

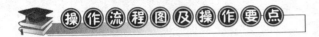 操作流程图及操作要点

（一）操作流程图

备用床铺法

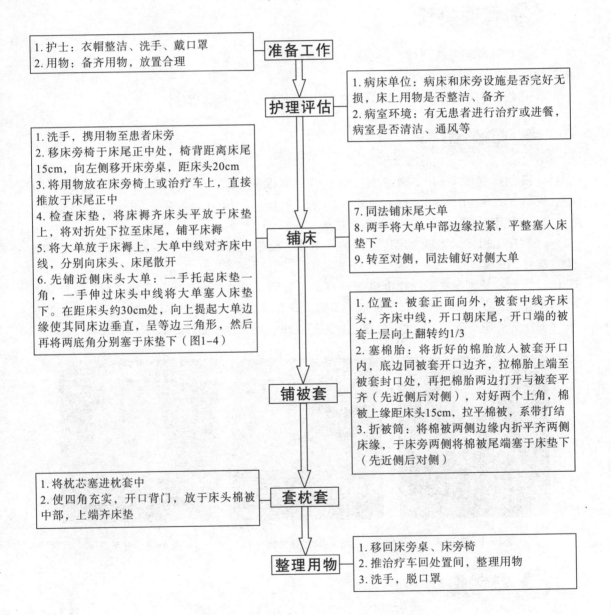

| 准备工作 | 1. 护士：衣帽整洁、洗手、戴口罩
2. 用物：备齐用物，放置合理 |

1. 病床单位：病床和床旁设施是否完好无损，床上用物是否整洁、备齐
2. 病室环境：有无患者进行治疗或进餐，病室是否清洁、通风等 —— 护理评估

铺床：
1. 洗手，携用物至患者床旁
2. 移床旁椅于床尾正中处，椅背距离床尾15cm，向左侧移开床旁桌，距床头20cm
3. 将用物放在床旁椅上或治疗车上，直接推放于床尾正中
4. 检查床垫，将床褥齐床头平放于床垫上，将对折处下拉至床尾，铺平床褥
5. 将大单放于床褥上，大单中线对齐床中线，分别向床头、床尾散开
6. 先铺近侧床头大单：一手托起床垫一角，一手伸过床头中线将大单塞入床垫下。在距床头约30cm处，向上提起大单边缘使其同床边垂直，呈等边三角形，然后再将两底角分别塞于床垫下（图1-4）

7. 同法铺床尾大单
8. 两手将大单中部边缘拉紧，平整塞入床垫下
9. 转至对侧，同法铺好对侧大单

铺被套：
1. 位置：被套正面向外，被套中线齐床头，齐床中线，开口朝床尾，开口端的被套上层向上翻转约1/3
2. 塞棉胎：将折好的棉胎放入被套开口内，底边同被套开口边齐，拉棉胎上端至被套封口处，再把棉胎两边打开与被套平齐（先近侧后对侧），对好两个上角，棉被上缘距床头15cm，拉平棉被，系带打结
3. 折被筒：将棉被两侧边缘内折平齐两侧床缘，于床旁两侧将棉被尾端塞于床垫下（先近侧后对侧）

套枕套：
1. 将枕芯塞进枕套中
2. 使四角充实，开口背门，放于床头棉被中部，上端齐床垫

整理用物：
1. 移回床旁桌、床旁椅
2. 推治疗车回处置间，整理用物
3. 洗手，脱口罩

暂空床铺法

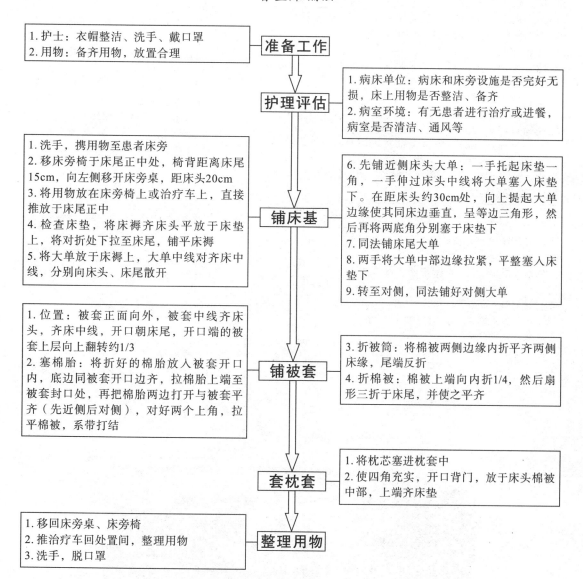

```
准备工作
1.护士：衣帽整洁、洗手、戴口罩
2.用物：备齐用物，放置合理

护理评估
1.病床单位：病床和床旁设施是否完好无损，床上用物是否整洁、备齐
2.病室环境：有无患者进行治疗或进餐，病室是否清洁、通风等

铺床基
1.洗手，携用物至患者床旁
2.移床旁椅于床尾正中处，椅背距离床尾15cm，向左侧移开床旁桌，距床头20cm
3.将用物放在床旁椅上或治疗车上，直接推放于床尾正中
4.检查床垫，将床褥齐床头平放于床垫上，将对折处下拉至床尾，铺平床褥
5.将大单放在床褥上，大单中线对齐床中线，分别向床头、床尾散开
6.先铺近侧床头大单：一手托起床垫一角，一手伸过床头中线将大单塞入床垫下。在距床头约30cm处，向上提起大单边缘使其同床边垂直，呈等边三角形，然后再将两底角分别塞于床垫下
7.同法铺床尾大单
8.两手将大单中部边缘拉紧，平整塞入床垫下
9.转至对侧，同法铺好对侧大单

铺被套
1.位置：被套正面向外，被套中线齐床头，齐床中线，开口朝床尾，开口端的被套上层向上翻转约1/3
2.塞棉胎：将折好的棉胎放入被套开口内，底边同被套开口边齐，拉棉胎上端至被套封口处，再把棉胎两边打开与被套平齐（先近侧后对侧），对好两个上角，拉平棉被，系带打结
3.折被筒：将棉被两侧边缘内折平齐两侧床缘，尾端反折
4.折棉被：棉被上端向内折1/4，然后扇形三折于床尾，并使之平齐

套枕套
1.将枕芯塞进枕套中
2.使四角充实，开口背门，放于床头棉被中部，上端齐床垫

整理用物
1.移回床旁桌、床旁椅
2.推治疗车回处置间，整理用物
3.洗手，脱口罩
```

麻醉床铺法

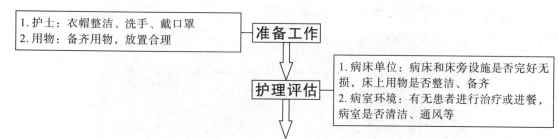

```
准备工作
1.护士：衣帽整洁、洗手、戴口罩
2.用物：备齐用物，放置合理

护理评估
1.病床单位：病床和床旁设施是否完好无损，床上用物是否整洁、备齐
2.病室环境：有无患者进行治疗或进餐，病室是否清洁、通风等
```

1. 洗手，携用物至患者床旁
2. 移床旁椅于床尾正中处，椅背距离床尾15cm，向左侧移开床旁桌，距床头20cm
3. 将用物放在床旁椅上或治疗车上，直接推放于床尾正中
4. 检查床垫，将床褥齐床头平放在床垫上，将对折处下拉至床尾，铺平床褥
5. 将大单放于床褥上，大单中线对齐床中线，分别向床头、床尾散开
6. 先铺近侧床头大单：一手托起床垫一角，一手伸过床头中线将大单塞入床垫下。在距床头约30cm处，向上提起大单边缘使其同床边垂直，呈等边三角形，然后再将两底角分别塞于床垫下

→ **铺床基**

7. 同法铺床尾大单
8. 两手将大单中部边缘拉紧，平整塞入床垫下
9. 将一侧橡胶中单、布中单铺于床中部，余下部分塞于床垫下
10. 取一橡胶中单、布中单铺于床头，使上端平齐床头，下端压在中部橡皮单及布中单上，下垂边部分塞于床垫下
11. 根据患者的麻醉方式和手术部位铺橡胶单和布中单（床头、床中部、床尾）
12. 转至对侧，同法铺好大单、橡胶中单和布中单

1. 位置：被套正面向外，被套中线齐床头，齐床中线，开口朝床尾，开口端的被套上层向上翻转约1/3
2. 塞棉胎：将折好的棉胎放入被套开口内，底边同被套开口边缘，拉棉胎上端至被套封口处，再把棉胎两边打开与被套平齐（先近侧后对侧），对好两个上角，拉平棉被，系带打结

→ **铺被套**

3. 折被筒：棉被上端与床头平齐两侧边缘，向内折与床缘平齐，被尾内折与床尾平齐
4. 将棉被三折叠于背门一侧

→ **套枕套**

1. 将枕芯塞进枕套中
2. 使四角充实，开口背门横，立于床头

→ **整理用物**

1. 移回床旁桌、床旁椅
2. 推治疗车回处置间，整理用物
3. 洗手，脱口罩

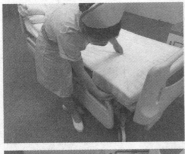
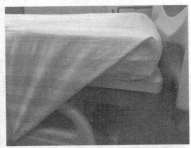
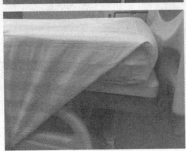
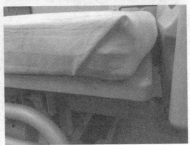

图 1-4　铺床脚法

（二）操作要点

1. 人体力学原理的正确应用。

2. 检查床和床垫是否完好，根据需要翻转床垫，避免床垫局部因经常受压导致受压面凹陷。

3. 操作前移开床旁桌，距床头 20cm；移开床旁椅至床尾正中，距床尾 15cm。

4. 合理放置用物，便于走动，避免多次走动，提高工作效率，节省体力。

5. 床上物品定期更换，使床单位舒适、平整、紧扎、安全、实用。

6. 棉胎上缘与被套头上缘吻合、平整、充实。

7. 枕芯与枕套为角、线吻合，平整、充实。

8. 麻醉床避免橡胶单外露，接触患者皮肤。

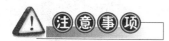

1. 操作前评估病房环境，有无患者进行治疗及进餐，病室是否通风、清洁；评估床单位是否完好。

2. 床单位要符合铺床的实用、耐用、舒适、安全的原则。

3. 区别各种铺床法，棉被的折叠方法。

4. 枕头要平整、充实，开口端背门。

5. 铺麻醉床时备齐用物，患者能及时得到抢救和护理。

附1：铺备用床考核评分标准

项目	项目总分	操作要求	评分等级及分值				实际得分	备注
			A	B	C	D		
操作前准备	5	护上准备：衣帽整洁、洗手、戴口罩 用物准备：备齐用物，放置合理	5	4	3	2		
评估内容	10	病床单位：病床和床旁设施是否完好无损，床上用物是否整洁、备齐 病室环境：有无患者进行治疗或进餐，病室是否清洁、通风等	10	8	6	4		
操作过程	20	洗手，携用物至患者床旁 移床旁椅于床尾正中处，椅背距离床尾15cm，向左侧移开床旁桌，距床头20cm 将用物放在床旁椅上或治疗车上，直接推放于床尾正中 检查床垫，将床褥齐床头平放于床垫上，将对折处下拉至床尾，铺平床褥 将大单放于床褥上，大单中线对齐床中线，分别向床头、床尾散开	20	15	10	5		
	20	先铺近侧床头大单：一手托起床垫一角，一手伸过床头中线将大单塞入床垫下。在距床头约30cm处，向上提起大单边缘使其同床边垂直，呈等边三角形，然后再将两底角分别塞于床垫下 同法铺床尾大单 两手将大单中部边缘拉紧，平整塞入床垫下转至对侧，同法铺好对侧大单	20	15	10	5		
	20	位置：被套正面向外，被套中线齐床头，齐床中线，开口朝床尾，开口端的被套上层向上翻转约1/3 塞棉胎：将折好的棉胎放入被套开口内，底边同被套开口边齐，拉棉胎上端至被套封口处，再把棉胎两边打开与被套平齐（先近侧后对侧），对好两个上角，拉平棉被，系带打结 折被筒：将棉被两侧边缘内折平齐两侧床缘，尾端反折 折棉被：棉被上端向内折1/4，然后扇形三折于床尾，并使之平齐	20	15	10	5		

项目	项目总分	操作要求	评分等级及分值				实际得分	备注
			A	B	C	D		
操作过程	10	使四角充实，开口背门，放于床头棉被中部，上端齐床垫	10	8	6	4		
	5	移回床旁桌、床旁椅 推治疗车回处置间，整理 洗手，脱口罩	5	4	3	2		
全程质量	10	遵循标准预防、节力、安全原则 床铺舒适、安全、实用、耐用	10	8	6	4		
总计	100							

附2：铺麻醉床考核评分标准

项目	项目总分	操作要求	评分等级及分值				实际得分	备注
			A	B	C	D		
操作前准备	5	护士准备：衣帽整洁、洗手、戴口罩 用物准备：备齐用物，放置合理	5	4	3	2		
评估内容	10	病床单位：病床和床旁设施是否完好无损，床上用物是否整洁、备齐 病室环境：有无患者进行治疗或进餐，病室是否清洁、通风等	10	8	6	4		
操作过程	20	洗手，携用物至患者床旁 移床旁椅于床尾正中处，椅背距离床尾15cm，向左侧移开床旁桌，距床20cm 将用物放在床旁椅上或治疗车直接推放于床尾正中 检查床垫，将床褥齐床头平放于床垫上，将对折处下拉至床尾，铺平床褥 将大单放于床褥上，大单中线对齐床中线，分别向床头、床尾散开	20	15	10	5		

项目	项目总分	操作要求	A	B	C	D	实际得分	备注
操作过程	20	先铺近侧床头大单：一手托起床垫一角，一手伸过床头中线将大单塞入床垫下。在距床头约30cm处，向上提起大单边缘使其同床边垂直，呈等边三角形，然后再将两底角分别塞于床垫下 同法铺床尾大单 两手将大单中部边缘拉紧，平整塞入床垫下 将一侧橡胶中单、布中单铺于床中部，余下部分塞于床垫下 取一橡胶中单、布中单铺于床头，使上端平齐床头，下端压在中部橡皮单及布中单上，下垂边部分塞于床垫下 根据患者的麻醉方式和手术部位铺橡胶单和布中单（床头、床中部、床尾） 转至对侧，同法铺好大单、橡胶中单和布中单	20	15	10	5		
	20	位置：被套正面向外，被套中线齐床头，齐床中线，开口朝床尾，开口端的被套上层向上翻转约1/3 塞棉胎：将折好的棉胎放入被套开口内，底边同被套开口边齐，拉棉胎上端至被套封口处，再把棉胎两边打开与被套平齐（先近侧后对侧），对好两个上角，拉平棉被，系带打结 折被筒：棉被上端与床头平齐两侧边缘向内折与床缘平齐，被尾内折与床尾平齐 将棉被三折叠于背门一侧	20	15	10	5		
	10	使四角充实，开口背门横立于床头	10	8	6	4		
	5	移回床旁桌、床旁椅 推治疗车回处置间，整理 洗手，脱口罩	5	4	3	2		
全程质量	10	遵循标准预防、节力、安全原则 床铺舒适、安全、实用、耐用	10	8	6	4		
总计	100							

附3：铺暂空床考核评分标准

项目	项目总分	操作要求	评分等级及分值				实际得分	备注
			A	B	C	D		
操作前准备	5	护士准备：衣帽整洁、洗手、戴口罩 用物准备：备齐用物，放置合理	5	4	3	2		
评估内容	10	病床单位：病床和床旁设施是否完好无损，床上用物是否整洁、备齐 病室环境：有无患者进行治疗或进餐，病室是否清洁、通风等	10	8	6	4		
操作过程	20	洗手，携用物至患者床旁 移床旁椅于床尾正中处，椅背距离床尾15cm，向左侧移开床旁桌，距床20cm 将用物放在床旁椅上或治疗车上，直接推放于床尾正中 检查床垫，将床褥齐床头平放于床垫上，将对折处下拉至床尾，铺平床褥 将大单放于床褥上，大单中线对齐床中线，分别向床头、床尾散开	20	15	10	5		
	20	先铺近侧床头大单：一手托起床垫一角，一手伸过床头中线将大单塞入床垫下。在距床头约30cm处，向上提起大单边缘使其同床边垂直，呈等边三角形，然后再将两底角分别塞于床垫下 同法铺床尾大单 两手将大单中部边缘拉紧，平整塞入床垫下 转至对侧，同法铺好对侧大单	20	15	10	5		
	20	位置：被套正面向外，被套中线齐床头，齐床中线，开口朝床尾，开口端的被套上层向上翻转约1/3 塞棉胎：将折好的棉胎放入被套开口内，底边同被套开口边齐，拉棉胎上端至被套封口处，在把棉胎两边打开与被套平齐（先近侧后对侧），对好两个上角，棉被上缘距床头15cm，拉平棉被，系带打结 折被筒：将棉被两侧边缘内折平齐两侧床缘，于床旁两侧将棉被尾端塞于床垫下	20	15	10	5		

续表

项目	项目总分	操作要求	评分等级及分值				实际得分	备注
			A	B	C	D		
操作过程	10	使四角充实，开口背门放于床头棉被中部，上端齐床垫	10	8	6	4		
	5	移回床旁桌、床旁椅 推治疗车回处置间，整理 洗手，脱口罩	5	4	3	2		
全程质量	10	遵循标准预防、节力、安全原则 床铺舒适、安全、实用、耐用	10	8	6	4		
总计	100							

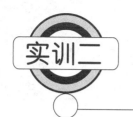

实训二　　**卧床患者更换床单法**

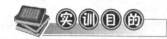

1. 保持床单位的清洁，使患者感觉舒适，预防压疮等并发症发生。

2. 通过训练使学生巩固铺备用床的练习成果，并学会与患者沟通，使患者感觉身心舒适，进一步体会与真正的患者接触时的不同感受。

3. 掌握卧床患者更换床单的具体操作方法和注意事项。

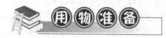

治疗车：

1. 上层：大单、被套、枕套、中单、床刷、床刷套、衣裤（必要时准备）。

2. 下层：便器、便器巾（必要时准备）。

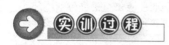

1. 观看录像视频，教师示教操作流程。

2. 教师交代实训要求与注意事项：全班学生分为两个大组，教师分组示教，示教结束，每个大组 2 人组成一个合作小组，学生分别扮演"护士"和"患者"，相互交替练习更换床单法。

3. 教师巡视，随时评价矫正不规范的操作。

4. 集中讲评本次的训练情况。

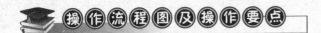

操作流程图及操作要点

（一）操作流程图

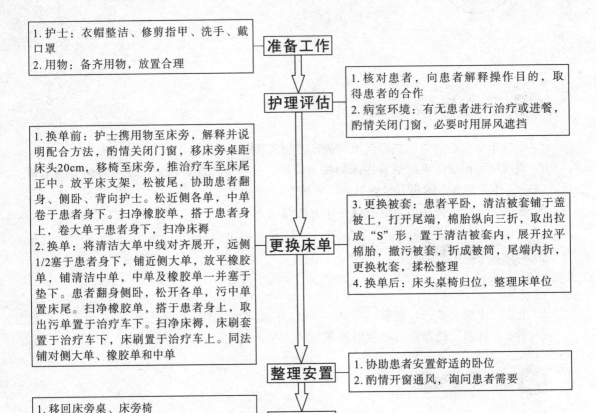

准备工作	1.护士：衣帽整洁、修剪指甲、洗手、戴口罩 2.用物：备齐用物，放置合理
护理评估	1.核对患者，向患者解释操作目的，取得患者的合作 2.病室环境：有无患者进行治疗或进餐，酌情关闭门窗，必要时用屏风遮挡
更换床单	1.换单前：护士携用物至床旁，解释并说明配合方法，酌情关闭门窗，移床旁桌距床头20cm，移椅至床旁，推治疗车至床尾正中。放平床支架，松被尾，协助患者翻身、侧卧、背向护士。松近侧各单，中单卷于患者身下。扫净橡胶单，搭于患者身上，卷大单于患者身下，扫净床褥 2.换单：将清洁大单中线对齐展开，远侧1/2塞于患者身下，铺近侧大单，放平橡胶单，铺清洁中单，中单及橡胶单一并塞于垫下。患者翻身侧卧，松开各单，污中单置床尾。扫净橡胶单，搭于患者身上，取出污单置于治疗车下。扫净床褥，床刷套置于治疗车下，床刷置于治疗车上。同法铺对侧大单、橡胶单和中单 3.更换被套：患者平卧，清洁被套铺于盖被上，打开尾端，棉胎纵向三折，取出拉成"S"形，置于清洁被套内，展开拉平棉胎，撤污被套，折成被筒，尾端内折，更换枕套，揉松整理 4.换单后：床头桌椅归位，整理床单位
整理安置	1.协助患者安置舒适的卧位 2.酌情开窗通风，询问患者需要
洗手记录	1.移回床旁桌、床旁椅 2.推治疗车回处置间，整理用物 3.洗手，脱口罩

（二）操作要点

1. 污中单、大单污染面向内卷塞于患者身下，清洁大单、中单清洁面向内卷塞。

2. 对于不能翻身侧卧的患者采取平卧换单法，从床头至床尾更换。平卧换单法先取出枕头并拆开，铺完大单后先换枕套再换被套。

注意事项

1. 动作敏捷轻稳，不过多翻动和暴露患者，以免疲劳及受凉。

2. 注意观察病情及患者的皮肤有无异常改变，带引流管的患者要防止管子扭曲受压或脱落。

3. 换单中应运用人体力学原理，以节省体力和时间，提高工作效率。

4. 患者的衣服、床单、被套每周更换 1~2 次，如污染要及时更换。为防止交叉感染，采用一床一巾湿扫法，用后消毒。禁止在病房、走廊堆放更换下来的衣物。

操作沟通范例

【案例】

张某，男，48岁，工人。骨盆多发骨折切开复位内固定术，护士为其更换床单。

1. 操作前解释：张师傅，您好！我是今天的值班护士小李，由于您的床单脏了，需要更换，现在我为您更换床单，您能配合我吗？能（患者回答）。那好，我们现在开始了。

2. 操作中指导：张师傅，我先为您更换大单，我协助您向左边移一下好吗？好的（患者回答）。左边铺好了，我协助您向右边移一下好吗？好的（患者回答）。现在大单换好了，我要更换被套了，您能配合我吗？能（患者回答）。请您把被套的上缘抓好，我现在要更换枕套了，请把头抬一下好吗？

3. 操作后嘱咐：张师傅，床单换干净了，您感觉舒服些了吗？舒服多了（患者回答）。那您好好休息！有什么需要请按您枕边的呼叫器，我会随时来看您，谢谢您的配合。

附：卧床患者更换床单法考核评分标准

项目	项目总分	操作要求	评分等级及分值				实际得分	备注
			A	B	C	D		
操作前准备	5	护士准备：衣帽整洁、洗手、戴口罩	5	4	3	2		
	5	用物准备： 治疗车上层：大单、被套、枕套、中单、床刷、床刷套、衣裤（必要时准备） 治疗车下层：便器、便器巾（必要时准备）	5	4	3	2		
评估内容	5	患者的病情、意识状态，患者病损部位、活动能力、配合程度等	5	4	3	2		
	5	病室环境：有无患者进行治疗或进餐。酌情关闭门窗，必要时屏风遮挡	5	4	3	2		
操作过程	5	推车至床旁，核对患者，解释操作目的、方法及配合事项，酌情关闭门窗。询问患者有何需要，协助患者解决	5	4	3	2		
	10	松开床尾盖被，安排妥当各种引流管，协助患者两手放在胸腹部，两腿屈曲，将患者枕头移向对侧	10	8	6	4		

项目	项目总分	操作要求	评分等级及分值				实际得分	备注
			A	B	C	D		
操作过程	15	一手扶患者肩部,另一手紧扶膝部,轻推患者转向对侧侧卧,背向护士。遮盖好患者,从床头至床尾松开近侧各层床单,将中单污染面向内卷至患者身下	15	12	9	6		
	10	铺清洁大单,将大单横、纵中线对齐床横、纵中线,将大单分别向床头、床尾散开,将靠近护士一侧大单向近侧下拉散开,将清洁大单对侧一半大单正面向内卷,塞入患者身下,按铺床法铺好近侧大单,放下橡胶单。铺清洁中单于橡皮单上,近侧部分下拉至床缘,卷对侧中单于患者身下,将近侧橡胶单、中单塞入床垫下铺好	10	8	6	4		
	15	协助患者平卧,将患者枕头移向近侧,再翻身,面向护士,护士转向对侧,从床头至床尾松开近侧各层床单,取出污中单放在床尾治疗车的污物袋内,扫净橡皮单上的渣屑,然后将橡皮单搭于患者身上	15	12	9	6		
	10	取下污大单放于治疗车的污物袋内,从床头至床尾扫净床褥,取下床刷套,放于治疗车的污物袋内,床刷放回扫床车,同法铺好各层床单,协助患者仰卧	10	8	6	4		
	8	清洁被套铺于盖被上,打开尾端,棉胎纵向三折,取出拉成"S"形,置于清洁被套内,展开拉平棉胎,撤污被套,折成被筒,尾端内折,更换枕套,揉松整理	8	6	4	2		
	2	床旁桌椅移回原处,开窗通风换气,观察病情,询问需要,整理用物,洗手	2	1	0	0		
全程质量	5	操作规范、熟练、节力 患者舒适	5	4	3	2		
总计	100							

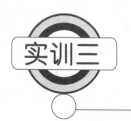

実训三　**运送患者法**

轮椅运送法

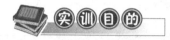

1. 护送不能行走的患者入院、出院、检查、治疗或室外活动。
2. 帮助患者活动，促进血液循环及体力恢复。
3. 熟悉搬运的注意事项。

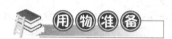

轮椅，必要时备保暖用品、软枕、别针、塑料袋、保护性措施用品等。

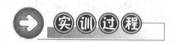

1. 观看录像视频，教师示教操作流程。
2. 教师交代实训要求与注意事项：全班学生分为两个大组，教师分组示教，示教结束，每个大组 4~6 人组成一个合作小组，学生互作角色扮演，练习正确的搬运方法。
3. 教师巡视，随时评价矫正不规范的操作。
4. 集中讲评本次的训练情况，学生讲体会，教师总结。

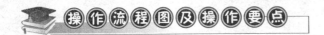

（一）操作流程图

1.护士：衣帽整洁、洗手、主动热情、态度和蔼 2.用物：备齐用物，放置合理，检查轮椅	**准备工作**

护理评估	1.核对解释，取得患者的合作 2.评估患者：病情、意识状态、体重、躯体活动能力、合作程度；环境情况；天气情况，室外温度等

1.查对患者，再次解释
2.将轮椅推至床尾使椅背与床尾平齐，椅面朝向床头或与床成45°角，放在患者健侧，固定刹车、翻起踏板，如无车闸，护士应站在轮椅后固定轮椅，防止车轮滑动（图3-1）
3.协助上椅：扶患者坐于床缘，嘱双手掌撑在床面上维持坐姿，协助穿衣裤、鞋袜，护士面对患者双脚分开站立，嘱患者双手置于护士肩上，护士双手环绕患者的腰部，协助患者下床站立、移向轮椅，让患者扶住轮椅把手，转身坐入轮椅，脚踏于脚踏板上

上轮椅

4.包裹毛毯：天气寒冷时铺毛毯于轮椅上，毛毯上端高过患者颈部15cm，将毛毯上边缘翻折约10cm围在患者颈部，用别针固定，两侧用毛毯围住双臂做成两个袖筒，各用别针固定在腕部，再用毛毯将身体和下肢包裹好
5.整理床单位：将床铺成暂空床

推轮椅

1.嘱患者扶好轮椅的扶手，身体置于椅座中部向后靠坐稳，系好安全带，松闸，推患者至目的地
2.推行中注意患者情况，下坡应减速，嘱患者不可前倾，不可自行站起或下轮椅，过门槛时翘起前轮，嘱患者抓紧扶手，保证患者安全

1.推轮椅至病床尾，将轮椅椅背与床尾平齐，患者面向床头，固定车闸，翻起脚踏板
2.解除患者身上固定的毛毯和别针，护士立于患者面前，两脚前后分开，屈膝屈髋，两手置于患者腰部，患者双手放于护士肩上
3.协助患者站立、转身，慢慢坐回床缘，帮助患者脱去鞋子和外衣，协助患者取舒适卧位，盖好盖被

下轮椅

整理安置

1.协助患者取舒适的卧位，整理床单位，询问患者需求
2.交代注意事项，推轮椅回原处放置，洗手

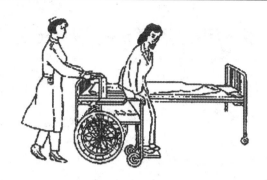

图 3-1　患者上下轮椅

（二）操作要点

1. 患者上下轮椅时，椅背应与床尾平齐，固定好车闸。
2. 协助患者尽量靠后坐，运送中车速度要慢，保证患者安全。

操作沟通范例

【案例】

苏某，女，10 岁，未婚，学生。主诉：胸部不适 1 周入院，查体：T 38.6℃，P 106 次/分，R 24 次/分，BP 118/80mmHg。诊断：感染性肺炎。医嘱：轮椅运送患者做肺部 X 线检查。

1. 操作前解释：苏妹妹，你好！我是你的管床护士小刘。医生考虑到你肺部有炎症，需要检查清楚病因。由于你不能行走，现在我们用轮椅送你去做 X 线检查，不用紧张，使用轮椅会很安全、舒适，我会陪同你一起去。

2. 操作中指导：苏妹妹，我们现在去做 X 线检查，我来扶你坐上轮椅，你慢一点，按我刚才告诉你的方法配合我就可以了。你坐好了吗？我来帮你盖好毯子，你有什么不适请告诉我，我会一直在你身边陪同你。

3. 操作后嘱咐：苏妹妹，我来帮你把外衣脱下，X 线做完了，你怎么样？没什么不舒服吧？没有（患者回答）。你配合得很好，我们现在已经回病房了，你好好休息。呼叫器就在你的枕旁，你有什么事随时叫我，谢谢你的合作。

附：轮椅运送患者法考核评分标准

项目		项目总分	操作要求	评分等级及分值				实际得分	备注
				A	B	C	D		
操作前准备		5	护士准备：衣帽整洁、洗手、戴口罩	5	4	3	2		
		5	用物准备：备齐用物，放置合理，检查轮椅	5	4	3	2		
评估内容		5	核对解释，取得患者的合作	5	4	3	2		
		5	评估患者：病情、意识状态、体重、躯体活动能力、合作程度；环境情况，天气情况，室外温度	5	4	3	2		
操作过程	上轮椅	15	查对患者，再次解释 将轮椅推至床尾使椅背与床尾平齐，椅面朝向床头或与床成45°角放在患者健侧。固定刹车、翻起踏板。如无车闸，护士应站在轮椅后固定轮椅，防止车轮滑动 协助上椅：扶患者坐于床缘，嘱双手掌撑在床面上维持坐姿，协助穿衣裤、鞋袜，护士面对患者双脚分开站立，嘱患者双手置于护士肩上，护士双手环绕患者的腰部，协助患者下床站立、移向轮椅，让患者扶住轮椅把手，转身坐入轮椅，脚踏于脚踏板上	15	12	9	6		
		15	包裹毛毯：天气寒冷时铺毛毯于轮椅上，毛毯上端高过患者颈部15cm，将毛毯上边缘翻折约10cm围在患者颈部，用别针固定，两侧用毛毯围住双臂做成两个袖筒各用别针固定在腕部，再用毛毯将身体和下肢包裹好 整理床单位：将床铺成暂空床	15	12	9	6		
	推轮椅	15	嘱患者扶好轮椅的扶手，身体置于椅座中部向后靠坐稳，系好安全带，松闸，推患者至目的地 推行中注意患者情况（口述），下坡应减速，嘱患者不可前倾，不可自行站起或下轮椅，过门槛时翘起前轮，嘱患者抓紧扶手，保证患者安	15	12	9	6		
	下轮椅	15	推轮椅至病床尾，将轮椅椅背与床尾平齐，患者面向床头，固定车闸，翻起脚踏板 解除患者身上固定的毛毯和别针，护士立于患者面前，两脚前后分开，屈膝屈髋，两手置于患者腰部，患者双手放于护士肩上 协助患者站立、转身，慢慢坐回床缘，帮助患者脱去鞋子和外衣，协助患者取舒适卧位，盖好盖被	15	12	9	6		

续表

项目	项目总分	操作要求	评分等级及分值				实际得分	备注
			A	B	C	D		
操作后	5	协助患者取舒适的卧位，整理床单位，询问患者需求	5	4	3	2		
	5	关心患者，注意保暖	5	4	3	2		
全程质量	5	操作顺序正确，熟练，轻巧	5	4	3	2		
	5	护患沟通良好	5	4	3	2		
总计	100							

平车运送法

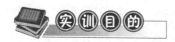 实训目的

1. 护送不能行走的患者入院、出院、检查、治疗或室外活动。
2. 帮助患者活动，促进血液循环及体力恢复。
3. 熟悉搬运的注意事项。

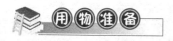 用物准备

平车，必要时备保暖用品、软枕，可能有患者分泌物时，备中单或垫巾、保护性措施用品等。

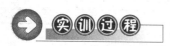 实训过程

1. 观看录像视频，教师示教操作流程。
2. 教师交代实训要求与注意事项：全班学生分为两个大组，教师分组示教，示教结束，每个大组 4~6 人组成一个合作小组，学生互作角色扮演，练习正确的搬运方法。
3. 教师巡视，随时评价矫正不规范的操作。
4. 集中讲评本次的训练情况，学生讲体会，教师总结。

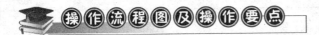

（一）操作流程图

1. 护士：衣帽整洁、洗手、主动热情、态度和蔼 2. 用物：备齐用物，放置合理，检查平车	**准备工作**

护理评估
1. 核对解释，取得患者的合作
2. 评估患者：病情、意识状态、体重、躯体活动能力，合作程度，环境情况，天气情况，室外温度

平车运送

挪动法：
1. 查对患者，再次解释
2. 移开床旁椅，将各种导管妥善固定放置，避免移动中滑脱（搬运患者时妥善安置导管，避免脱落、受压或液体逆流）。平车移至床边，紧靠，调整平车高度与床同高或稍低，关好平车刹车
3. 患者平移至床侧，靠近平车，协助患者将上半身、臀部、下肢依次向平车挪动，此时患者头部应卧于大轮端。护士应在旁抵住平车，防止车身移动，安置患者于合适、安全的卧位，盖好盖被，松开平车刹车，推至指定地点（上下坡时使患者保持头高位，以减少不适）
4. 下车回床时，应先帮助患者移动下肢，再移动上肢

一人搬运法：
1. 查对患者，再次解释
2. 移开床旁椅至对侧床尾，推平车至患者床尾，使平车头端与床尾成钝角。松开盖被，协助患者穿衣
3. 护士一臂自患者腋下伸至对侧肩部，一臂在同侧伸入患者股下，面部偏向一侧。患者双臂交叉于护士颈后并双手用力抱住护士，然后护士抱起患者，轻轻放在平车上，使患者躺卧舒适，盖好被子（图3-2）
二人搬运法：
1. 查对患者，再次解释
2. 移开床旁椅至对侧床尾，推平车至患者床尾，使平车头端与床尾成钝角
3. 将患者移至床边，甲护士一手抬起患者头、颈、肩部，一手抬起患者腰部，乙护士一手抬起患者臀部，一手抬起膝部，二人同时抬起，使患者身体稍向护士倾斜，两人配合好轻轻将患者放于平车上，盖好被子（图3-3）

平车运送

三人搬运法：
1. 查对患者，再次解释
2. 移开床旁椅至对侧床尾，推平车至患者床尾，使平车头端与床尾成钝角
3. 将患者移至床边，甲护士托住患者的头、颈、肩及胸部，乙护士托住患者的背、腰和臀部，丙护士托住患者的膝部和脚部，三人同时抬起使患者身体稍向护士倾斜，同时移步轻轻将患者放于平车上，盖好被子（图3-4）

四人搬运法：
1. 查对患者，再次解释
2. 移开床旁椅至对侧床尾，推平车至患者床尾，使平车头端与床尾成钝角
3. 护士甲、乙分别站在病床首、尾端，分别抬起患者的头、颈、肩部及双腿，护士丙、丁分别站在病床及平车两侧，紧紧抓住帆布兜或中单四角。四人同时抬起，将患者轻轻放在平车中央，盖好被子（图3-5）

整理安置
1. 整理好床单位，铺暂空床
2. 松闸，推患者至指定地点

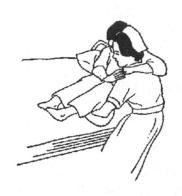

图3-2　一人搬运法

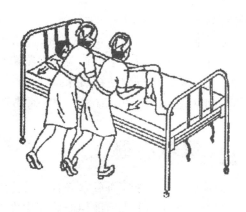

图3-3　二人搬运法

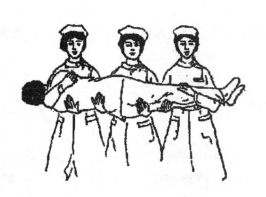

图3-4　三人搬运法

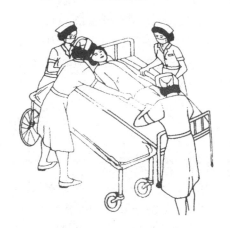

图3-5　四人搬运法

（二）操作要点

1. 挪动法：适用于病情允许，患者能在床上配合动作者。

（1）平车紧靠床边，平车头端（大轮端）靠床头，固定车闸。

（2）患者移动顺序：上半身、臀部、下肢依次向平车移动，头部卧于大轮端；自平车移回床位时，先移下肢，再移臀部、上半身。

2. 一人搬运法：适用对病情允许，体重较轻者。

（1）平车头端（大轮端）与床尾成钝角，固定车闸。

（2）护士一臂自患者腋下伸至对侧肩部，一臂在同侧伸入患者股下，面部偏向一侧，患者双臂交叉于护士颈后并双手用力抱住护士。然后护士抱起患者，轻轻放在平车上。

3. 二人搬运法：适用于病情较轻，但自己不能活动而体重又较重者。

（1）平车头端（大轮端）与床尾成钝角，固定车闸。

（2）护士甲、乙二人站在床边，将患者双手胸前交叉。

（3）护士甲一手抬起患者头、颈、肩部，一手抬起患者腰部，护士乙一手抬起患者臀部，一手抬起膝部，二人同时抬起。

4. 三人搬运法：适用于病情较轻，但患者自己不能活动而体重较重者。

护士甲托住患者的头、颈、肩及胸部，护士乙托住患者的背、腰和臀部，护士丙托住患者的膝部和脚部，三人同时抬起。

5. 四人搬运法：适用于颈椎、腰椎骨折患者或病情较重的患者。

（1）平车紧靠床边，平车头端（大轮端）靠床头，固定车闸。

（2）护士甲、乙分别站在病床首、尾端，分别抬起患者的头、颈、肩部及双腿，护士丙、丁分别站在病床及平车两侧，紧紧抓住帆布兜或中单四角，四人同时抬起。

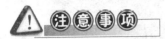

1. 搬运患者时妥善安置各种导管，避免脱落、受压或液体逆流。

2. 如有输液而车上无输液架时，需由专人高举输液瓶，并注意观察穿刺部位防止针头凝血或脱出。

3. 推车行走时不可过快，上、下坡时应保持患者头高位以减少不适。

4. 搬运患者过程中注意省力原则。

5. 搬运过程中应注意随时观察病情变化，颅脑损伤、颌面部外伤及昏迷患者，应将头偏向一侧。

操作沟通范例

【案例】

孙某，女，29 岁，已婚，农民。主诉：头晕、乏力、面色苍白 5 个月，胃部不适 1 个月。查体：T 37.6℃，P 96 次/分，R 24 次/分，BP 118/80mmHg，血红蛋白 30g/L。诊断：缺铁性贫血。医嘱：平车运送患者做胃镜检查。

1. 操作前解释：孙女士，你好！我是你的管床护士小刘。医生考虑到你贫血，又有胃部不适，需要检查清楚贫血的病因。现在我们用平车送你去做胃镜，不用紧张，使用平车会很安全、舒适，我会陪同你一起去。

2. 操作中指导：孙女士，我们现在去做胃镜检查，我来扶你躺上平车，你慢一点；按我刚才告诉你的方法配合我就可以了。你躺好了吗？我来帮你盖好毯子，你有什么不适请告诉我，我会一直在你身边陪同你。

3. 操作后嘱咐：孙女士，胃镜做完了，你感觉怎么样？咽喉部很不舒服是吧？没有关系，这是因为麻醉药的作用，1～2 小时症状就会消失，2 小时后可以进流质饮食，如没有不适，以后就可以进普通软食。你配合得很好，我们现在已经回病房了，你好好休息。呼叫器就在你的枕旁，你有什么事随时叫我，谢谢你的合作。

附：平车运送患者法考核评分标准

项目	项目总分	操作要求	评分等级及分值 A	B	C	D	实际得分	备注
操作前准备	5	护士准备：衣帽整洁、洗手、戴口罩	5	4	3	2		
	5	用物准备：备齐用物，放置合理，检查轮椅	5	4	3	2		
评估内容	5	核对解释，取得患者的合作	5	4	3	2		
	5	评估患者：病情、意识状态、体重、躯体活动能力、合作程度，环境情况，天气情况，室外温度	5	4	3	2		
操作过程	12	挪动法： 1. 查对患者，再次解释 2. 移开床旁椅，将各种导管妥善固定放置，避免移动中滑脱（搬运患者时妥善安置导管，避免脱落、受压或液体逆流）。平车移至床边，紧靠，调整平车高度与床同高或稍低，关好平车刹车 3. 患者平移至床侧，靠近平车，协助患者将上半身、臀部、下肢依次向平车挪动。此时患者头部应卧于大轮端。护士应在旁抵住平车，防止车身移动。安置患者于合适、安全的卧位。盖好盖被，松开平车刹车，推至指定地点（上下坡时使患者保持头高位，以减少不适） 4. 下车回床时，应先帮助患者移动下肢，再移动上肢	12	9	6	3		
	12	一人搬运法： 1. 查对患者，再次解释 2. 移开床旁椅至对侧床尾，推平车至患者床尾，使平车头端与床尾成钝角。松开盖被，协助患者穿衣 3. 护士一臂自患者腋下伸至对侧肩部，一臂在同侧伸入患者股下，面部偏向一侧。患者双臂交叉于护士颈后并双手用力抱住护士。然后护士抱起患者，轻轻放在平车上，使患者躺卧舒适。盖好被子	12	9	6	3		

项目	项目总分	操作要求	评分等级及分值				实际得分	备注
			A	B	C	D		
操作过程	12	二人搬运法： 1. 查对患者，再次解释 2. 移开床旁椅至对侧床尾，推平车至患者床尾，使平车头端与床尾成钝角 3. 将患者移至床边，甲护士一手抬起患者头、颈、肩部，一手抬起患者腰部，乙护士一手抬起患者臀部，一手抬起膝部。二人同时抬起，使患者身体稍向护士倾斜，两人配合好轻轻将患者放于平车上，盖好被子	12	9	6	3		
	12	三人搬运法： 1. 查对患者，再次解释 2. 移开床旁椅至对侧床尾，推平车至患者床尾，使平车头端与床尾成钝角 3. 将患者移至床边，甲护士托住患者的头、颈、肩及胸部，乙护士托住患者的背、腰和臀部，丙护士托住患者的膝部和脚部。三人同时抬起使患者身体稍向护士倾斜，同时移步轻轻将患者放于平车上，盖好被子	12	9	6	3		
	12	四人搬运法： 1. 查对患者，再次解释 2. 移开床旁椅至对侧床尾，推平车至患者床尾，使平车头端与床尾成钝角 3. 护士甲、乙分别站在病床首、尾端。分别抬起患者的头、颈、肩部及双腿，护士丙、丁分别站在病床及平车两侧，紧紧抓住帆布兜或中单四角。四人同时抬起，将患者轻轻放在平车中央，盖好被子	12	9	6	3		
操作后	5	协助患者取舒适的卧位，整理床单位，询问患者需求	5	4	3	2		
	5	关心患者，注意保暖	5	4	3	2		
全程质量	5	操作顺序正确，熟练，轻巧	5	4	3	2		
	5	护患沟通良好	5	4	3	2		
总计	100							

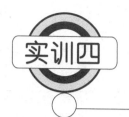

实训四 轴线翻身法

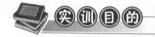

实训目的

1. 协助颅骨牵引、脊椎损伤、脊椎手术、髋关节术后的患者在床上翻身。
2. 预防压疮，增加患者舒适感。
3. 熟练掌握协助患者翻身的方法，能灵活运用到护理实践操作中。

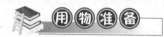

用物准备

中单、枕头。颅骨牵引者需备薄枕。

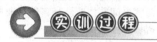

实训过程

1. 观看录像视频，教师示教操作流程。
2. 教师交代实训要求与注意事项：全班学生分为两个大组，教师分组示教，示教结束，每个大组 4~6 人组成一个合作小组，学生互作角色扮演，练习翻身法。
3. 教师巡视，随时评价矫正不规范的操作。
4. 集中讲评本次的训练情况。

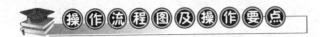

（一）操作流程图

准备工作
1. 护士：衣帽整洁，洗手，戴口罩
2. 用物准备：根据要求准备枕头、中单
3. 环境准备：室温适宜，遮挡患者，固定病床

护理评估
1. 核对解释，取得患者的合作
2. 评估：患者病情、意识状态、肢体活动、损伤部位、体重、伤口情况、管道情况

操作程序
1. 移去患者枕头，松开被尾，患者仰卧，双手交叉放于腹部
2. 护士站于患者同侧，将患者平移至护士同侧床旁
3. 患者有颈椎损伤时，第一个护士固定患者头部，沿纵轴向上略加牵引，使头、颈随躯干一起缓慢移动，第二个护士将双手分别置于肩部、腰部，第三个护士将双手分别置于腰部、臀部，使头、颈、肩、腰、髋保持在同一水平线上，翻转至侧卧位，患者无颈椎损伤时，可由两位护士完成轴线翻身（图4-1）
4. 将一软枕放于患者背部支持身体，另一软枕放于两膝之间并使双膝呈自然弯曲状
5. 操作中密切观察病情

整理安置
1. 拉起近侧床栏，整理好床单位，注意保暖
2. 向患者交代注意事项，询问患者需求

洗手记录

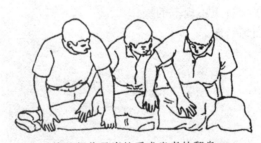

脊柱损伤及脊柱手术患者的翻身

图4-1 轴线翻身法

（二）操作要点

1. 观察呼吸、全身受压部位皮肤情况。

2. 记录翻身卡。

3. 保持头部和躯干成一条直线，不可扭转，屈伸颈部。

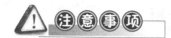

1. 翻转患者时，应注意保持脊柱平直，以维持脊柱的正确生理弯度，避免由于躯干扭曲加重脊柱骨折、脊柱损伤和关节脱位。翻身角度不可超过 60°，避免由于脊柱负重增大而引起关节突骨折。

2. 患者有颈椎损伤时，勿扭曲或旋转患者的头部，以免加重神经损伤引起呼吸肌麻痹而死亡。

3. 翻身时注意为患者保暖并防止坠床。

4. 准确记录翻身时间。

5. 无论平卧还是侧卧，都要使患者头向后伸，并使颈椎与躯干成一直线，不向左右偏斜或扭转。

操作沟通范例

【案例】

张某，女，46 岁，因车祸入院，查体：T 37℃，P 90 次/分，R 22 次/分，BP 154/98mmHg，颈部活动受限。CT 检查诊断：颈椎断裂。行头颈部牵引，为了预防压疮的发生，拟为患者翻身。

1. 操作前解释：张阿姨，您好！我是今天的值班护士小王，根据您的病情需要，我要为您翻身，你是不是担心翻身会影响头颈部牵引？请放心，我会特别注意的，您只要按我的要求配合我就行，您愿意配合我为您翻身吗？好，请您稍等，我去准备用物。

2. 操作中指导：张阿姨，我先移去枕头，松开被尾，您只要身体放松，四肢平放，在我们移动您的身体时请不要乱动，好吗？

3. 操作后嘱咐：张阿姨，现在体位已经取好了，请不要随意翻动或拉动牵引，我们为您翻身是预防压疮，增加舒适感，只要您积极配合治疗，注意休息，很快就会康复的！您放心。有什么需要或不适请按呼叫器，我会随时来看您，您好好休息。

附：轴线翻身法考核评分标准

项目	项目总分	操作要求	评分等级及分值				实际得分	备注
			A	B	C	D		
操作前准备	5	护士准备：衣帽整洁、洗手、戴口罩	5	4	3	2		
	5	用物准备：根据要求准备枕头、中单，必要时备薄枕 患者准备：向患者解释翻身目的	5	4	3	2		
评估内容	5	了解患者病情、意识状态及配合能力	5	4	3	2		
	5	观察患者损伤部位、伤口情况和管路情况	5	4	3	2		
操作过程	10	核对医嘱与患者，做好准备	10	8	6	4		
	10	帮助患者移去枕头，松开被尾，双手交叉放于腹部	10	8	6	4		
	15	护士站于患者同侧，将患者平移至护士同侧床旁	15	12	9	6		
	15	患者有颈椎损伤时，第一个护士固定患者头部，沿纵轴向上略加牵引，使头、颈随躯干一起缓慢移动，第二个护士将双手分别置于肩部、腰部，第三个护士将双手分别置于腰部、臀部，使头、颈、肩、腰、髋保持在同一水平线上，翻转至侧卧位。患者无颈椎损伤时，可由两位护士完成轴线翻身	15	12	9	6		
	10	将一软枕放于患者背部支持身体，另一软枕放于两膝之间并使双膝呈自然弯曲状	10	8	6	4		
	5	整理好患者床单位，注意保暖	5	4	3	2		
指导患者	5	告知患者血翻身的目的和方法，患者配合良好，沟通充分	5	4	3	2		
全程质量	10	动作省力，有条不紊，无过多翻身暴露，操作熟练	10	8	6	4		
总计	100							

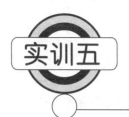

实训五 患者约束法

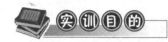

1. 对可能伤及他人以及自己的患者限制其身体或肢体活动，确保患者安全，保证治疗、护理工作的顺利进行。

2. 防止患儿过度活动，以利于诊疗操作顺利进行或者防止损伤肢体。

3. 熟练掌握常用的保护具。

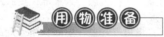

1. 床上用物一套（同备用床用物）。

2. 全身约束法：凡是能包裹患儿全身的物品皆可，如毛毯、大单等。

3. 肢体、肩部约束法：保护带或纱布棉垫与绷带。

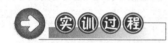

1. 观看录像视频，教师示教操作流程。

2. 教师交代实训要求与注意事项：全班学生分为两个大组，教师分组示教，示教结束，每个大组4~6人组成一个合作小组，学生互作角色扮演，练习每种约束方法。

3. 教师巡视，随时评价矫正不规范的操作，并请被约束同学评价约束质量。

4. 集中讲评本次的训练情况。

操作流程图及操作要点

（一）操作流程图

准备工作
1.护士：衣帽整洁、洗手、戴口罩
2.用物准备：根据患者病情选择合适的约束方法及约束器具

护理评估
1.患者：病情、意识、瞳孔、活动能力、约束部位皮肤情况
2.患者（家属）心理状况，对使用约束带的认知和接受程度，并进行解释

操作程序
1.携用物至患者床旁，核对患者。
2.肢体约束法：放下床挡，松开床尾被，检查患者肢体皮肤、血运情况及肢体活动度，暴露患者近侧上肢，在手腕处放置小毛巾或棉垫并将其包裹，用绷带在小毛巾或棉垫外打成双套结，轻拉绷带，使之不宜脱出，拉上床挡并将绷带系于床挡上。同法约束患者近侧下肢，将治疗车推至对侧，放下床挡。同法约束对侧上肢与下肢（图5-1，图5-2）

3.肩部约束法：检查患者肩部皮肤及肢体活动度，将大单折成长约120cm，宽约8cm的宽布，头立于床头，在患者两侧腋窝处垫上棉垫，将折好的大单放于患者两侧肩部下方，分别从两侧腋下交叉拉出，将大单系于床头（图5-3）
4.全身约束法：检查患者约束部位皮肤及肢体活动度，将大单折成由患者肩部至踝部的长度，将患者放置在中间，用靠近患者一侧的大单紧紧包裹同侧患者的手足至对侧，再自患者腋窝下掖于患者身下，将大单的另一侧包裹手臂及身体后，紧掖于靠护士一侧身下（如患者过分活动，可用绷带系好）。此方法多用于小儿（图5-4）

整理记录
1.整理记录：告知家属注意事项，整理床单位
2.消毒液喷手，推治疗车回治疗室，整理用物（消毒液擦拭治疗车、治疗盘、治疗盘反扣晾干备用）
3.洗手，脱口罩，记录

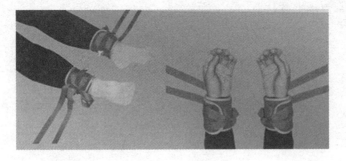

图5-1 肢体约束法

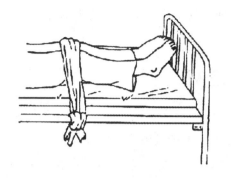

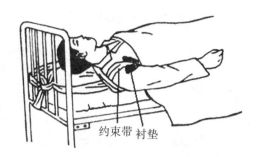

约束带 衬垫

图 5 - 2　膝部约束法　　　　　　图 5 - 3　肩部约束法

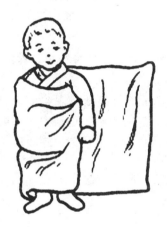

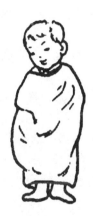

图 5 - 4　全身约束法

（二）操作要点

1. 相关疾病的健康教育。

2. 告之患者或家属约束后不要用力撕扯或松解约束带，若有异常请及时按呼叫器告诉医护人员。

3. 医护人员随时来观察患者病情和约束局部皮肤情况，有无疼痛、皮肤损伤、皮肤颜色改变、温度改变、约束肢体末梢循环情况等，定时松解，如有异常马上告诉医生并配合进行处理。

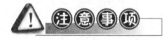 注意事项

1. 严格掌握使用约束带的适应证，维护患者的自尊。

2. 实施约束后，将患者肢体处于功能位，约束带松紧适宜，以能伸进 1 ~ 2 根手指为原则。

3. 密切观察（30 分钟巡视一次）约束部位的皮肤情况。

4. 约束使用时间不宜过长，如需较长时间约束者，每两小时松解约束一次并活动肢体，并协助患者翻身。

5. 准确记录并交接班，包括约束的原因、时间，约束带的数目，约束的部位，约束部位的皮肤状况，解除约束的时间等。

操作沟通范例

【案例】

韩某，女，3岁，患儿亲属诉：4天前出现发热，伴轻微头晕，干咳、无痰，1天前感咽部不适、发热加重。查体：T 39.7℃，P 130次/分，R 25次/分。急性病容，意识丧失，有惊厥现象。

1. 操作前解释：您好，您是患儿的妈妈吗？我是今天的值班护士小罗，现在患儿的体温39.7℃，而且意识丧失，为了保证她的安全，我要使用一些约束工具，请您理解、配合，好吗？

2. 操作中指导：阿姨，现在我要用大单将孩子进行全身约束，然后再加上床档，请您理解。

3. 操作后嘱咐：阿姨，现在我已经操作好了，我将随时观察约束局部有无皮肤损伤、颜色改变、温度改变、约束肢体末梢循环状况，定时松解，也请您在约束期间保证孩子的肢体处于功能位，保持适当的活动度，好吗？您放心。有事情请按呼叫器，我也会随时来巡视病房。

附：患者约束法考核评分标准

项目	项目总分	操作要求	评分等级及分值				实际得分	备注
			A	B	C	D		
操作前准备	5	护士准备：衣帽整洁、洗手、戴口罩	5	4	3	2		
	5	用物准备：根据患者病情选择合适的约束用物	5	4	3	2		
评估内容	5	了解患者身体状况，向患者及家属解释，取得合作	5	4	3	2		
	5	评估患者病情、意识状态、肢体活动度、约束部位皮肤色泽、温度及完整性等	5	4	3	2		

项目	项目总分	操作要求	评分等级及分值				实际得分	备注
			A	B	C	D		
操作过程	5	核对医嘱，做好准备，携用物至患者床旁，核对患者	5	4	3	2		
	15	肢体约束法：暴露患者腕部或者踝部，用棉垫包裹腕部或踝部，将保护带打成双套结套在棉垫外，稍拉紧，使之不松脱，将保护带系于两侧床缘，为患者盖好被子，整理床单位及用物	15	8	6	4		
	15	全身约束法：多用于患儿的约束。具体方法：将大单折成自患儿肩部至踝部的长度，将患儿放于中间；用靠近护士一侧的大单紧紧包裹同侧患儿的手足至对侧，自患儿腋窝下掖于身下，再将大单的另一侧包裹手臂及身体后，紧掖于靠护士一侧身下；如患儿过分活动，可用绷带系好	15	8	6	4		
	15	肩部约束法：暴露患者双肩，将患者双侧腋下垫棉垫；再将保护带置于患者双肩下，双侧分别穿过患者腋下，在背部交叉后分别固定于床头；为患者盖好被子，整理床单位及用物	15	8	6	4		
	5	记录约束带使用的时间及观察情况，洗手	5	4	3	2		
指导患者	10	告知患者及家属实施约束的目的、方法、持续时间，使患者和家属理解使用保护具的重要性、安全性，征得同意方可使用	10	8	6	4		
	3	告知患者和家属实施约束中，护士将随时观察约束局部皮肤有无损伤、皮肤颜色、温度、约束肢体末梢循环状况，定时松解	3	2	1	0		
	5	指导患者和家属在约束期间保证肢体处于功能位，保持适当的活动度	5	4	3	2		
	2	告知患者有不适感觉时及时通知医护人员	2	1	0	0		
全程质量	5	操作规范、熟练、节力 患者卧位舒适、安全	5	4	3	2		
总计	100							

实训六 手卫生训练指导

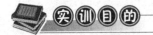

1. 通过实训进一步掌握手卫生的基本概念。
2. 通过实训学会清洁洗手、外科手消毒的方法。

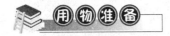

1. 清洁洗手用物：流动水洗手设施、清洁剂（洗手液或肥皂）、干手物品（一次性擦手巾或擦手纸）、干手机、废纸篓，必要时备护手液或备速干手消毒剂。
2. 外科手消毒用物：流动水洗手设施、清洁用品、手消毒剂、干手物品（无菌毛巾或一次无菌擦手纸）、计时装置、洗手流程图及说明。

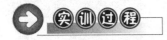

1. 观看录像视频，教师总结操作要领。
2. 教师交代实训要求与注意事项：全班学生分为两个大组，教师分组示教，示教结束，每个大组4～6人组成一个合作小组，学生互作角色扮演，练习清洁洗手、外科手消毒。
3. 教师巡视，随时评价矫正不规范的操作。
4. 集中点评本次的训练情况。

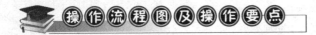

（一）操作流程图

清洁洗手的操作流程图

1. 护士：衣帽整洁、仪表大方，取下手上饰物及手表 2. 用物：备齐用物，放置合理，检查用物的完整性、有效期	→	**准备工作**	
		⇩	
		护理评估	——评估双手皮肤是否完整、修剪指甲

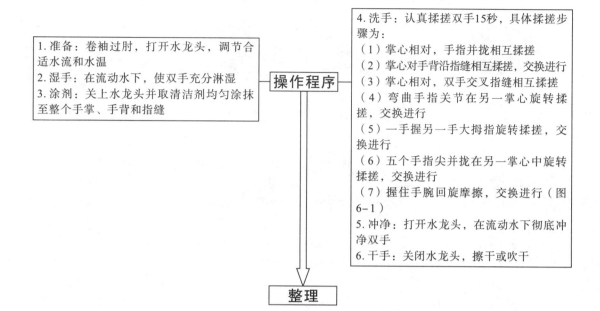

1.准备：卷袖过肘，打开水龙头，调节合适水流和水温
2.湿手：在流动水下，使双手充分淋湿
3.涂剂：关上水龙头并取清洁剂均匀涂抹至整个手掌、手背和指缝

操作程序

4.洗手：认真揉搓双手15秒，具体揉搓步骤为：
（1）掌心相对，手指并拢相互揉搓
（2）掌心对手背沿指缝相互揉搓，交换进行
（3）掌心相对，双手交叉指缝相互揉搓
（4）弯曲手指关节在另一掌心旋转揉搓，交换进行
（5）一手握另一手大拇指旋转揉搓，交换进行
（6）五个手指尖并拢在另一掌心中旋转揉搓，交换进行
（7）握住手腕回旋摩擦，交换进行（图6-1）
5.冲净：打开水龙头，在流动水下彻底冲净双手
6.干手：关闭水龙头，擦干或吹干

整理

外科手消毒的操作流程图

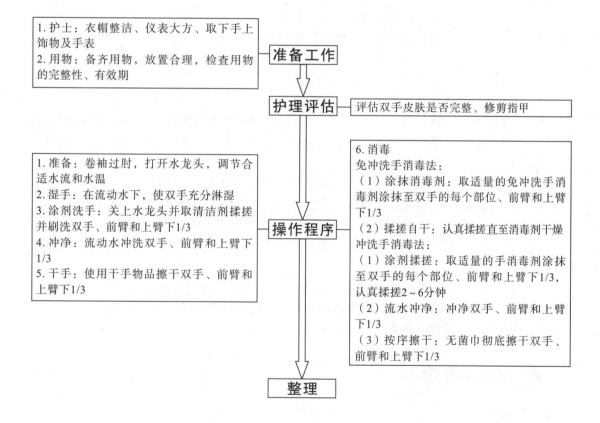

1.护士：衣帽整洁、仪表大方、取下手上饰物及手表
2.用物：备齐用物，放置合理，检查用物的完整性、有效期

准备工作

护理评估 —— 评估双手皮肤是否完整、修剪指甲

1.准备：卷袖过肘，打开水龙头，调节合适水流和水温
2.湿手：在流动水下，使双手充分淋湿
3.涂剂洗手：关上水龙头并取清洁剂揉搓并刷洗双手、前臂和上臂下1/3
4.冲净：流动水冲洗双手、前臂和上臂下1/3
5.干手：使用干手物品擦干双手、前臂和上臂下1/3

操作程序

6.消毒
免冲洗手消毒法：
（1）涂抹消毒剂：取适量的免冲洗手消毒剂涂抹至双手的每个部位、前臂和上臂下1/3
（2）揉搓自干：认真揉搓直至消毒剂干燥
冲洗手消毒法：
（1）涂剂揉搓：取适量的手消毒剂涂抹至双手的每个部位、前臂和上臂下1/3，认真揉搓2~6分钟
（2）流水冲净：冲净双手、前臂和上臂下1/3
（3）按序擦干：无菌巾彻底擦干双手、前臂和上臂下1/3

整理

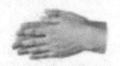
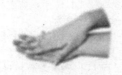
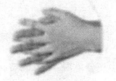
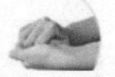

（1）掌心相对，手指并拢相互揉搓　　（2）掌心对手背沿指缝相互揉搓，交换进行　　（3）掌心相对，双手交叉指缝相互揉搓　　（4）弯曲手指关节在另一掌心旋转揉搓，交换进行

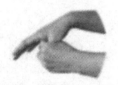
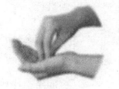
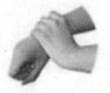

（5）一手握另一手大拇指旋转揉搓，交换进行　　（6）五个手指尖并拢在另一掌心中旋转揉搓，交换进行　　（7）握住手腕回旋摩擦，交换进行

图 6-1　七步洗手法

（二）操作要点

1. 清洁洗手的操作要点有以下几点。

（1）水龙头最好是感应式或用肘、脚踏、膝控制的开关。

（2）水流不可过大，以防溅湿工作服。

（3）水温适当，太热或太冷会使皮肤干燥。

（4）注意清洗双手皮肤，包括指背、指尖和指缝。

（5）必要时增加手腕的清洗，要求握住手腕回旋揉搓手腕部及腕上 10cm，交换进行。

（6）冲净双手时注意指尖向下，干手巾应保持清洁干燥，一用一消毒。

2. 外科手消毒的操作要点有以下几点。

（1）注意使用毛刷清洁指甲下的污垢和手部皮肤的皱褶处。

（2）揉搓物品应每人使用后消毒或一次性使用；清洁指甲物品每日清洁与消毒。

（3）始终保持双手位于胸前并高于肘部。

（4）每个部位均需涂抹消毒剂。手消毒剂的取量、揉搓时间及使用方法遵循产品的使用说明。

（5）水由指尖流向肘部，避免倒流，流动水的水质应符合生活饮用水标准，如水质达不到要求，手术医师在戴手套前，应用乙醇类手消毒剂，再消毒双手后戴手套。

（6）无菌巾擦干顺序：手部、前臂、上臂下 1/3。

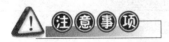

（一）清洁洗手

1. 当手部有血液或其他体液等肉眼可见污染时，应用清洁剂和流动水洗手。当手部没有肉眼可见的污染时可用速干手消毒剂消毒双手代替洗手，揉搓方法与洗手方法相同。

2. 洗手方法正确，手的各个部位都需洗到、冲净，尤其要认真清洗指背、指尖、指缝和指关节等易污染部位；冲净双手时注意指尖向下。

3. 注意调节合适的水温、水流，避免污染周围环境。

4. 洗手指征：①直接接触每个患者前后；②从同一患者身体的污染部位移动到清洁部位时；③接触患者黏膜、破损皮肤或伤口前后；④接触患者周围环境及物品后；⑤穿脱隔离衣前后，脱手套之后；⑥接触患者血液、体液、分泌物、排泄物、伤口敷料等之后；⑦进行无菌操作，接触清洁、无菌物品之前；⑧处理药物或配餐前。

（二）外科手消毒

1. 外科手消毒应遵循的原则：①先洗手，后消毒；②不同患者手术之间、手套破损或手被污染时，应重新进行外科手消毒。

2. 洗手之前应先摘除手部饰物（包括假指甲）和手表，修剪指甲时要求长度不超过指尖，保持指甲周围组织的清洁。

3. 在整个手消毒过程中始终保持双手位于胸前并高于肘部；涂抹消毒剂并揉搓、流水冲洗、无菌巾擦干等都应从手部开始，然后再向前臂、上臂下1/3进行。

4. 用后的清洁指甲用具、揉搓用品如海绵、手刷等，应放到指定的容器中；揉搓用品应每人使用后消毒或一次使用；清洁指甲用品应每日清洁与消毒。

5. 术后摘除外科手套后，应用肥皂（皂液）清洁双手。

附1：清洁洗手考核评分标准

项目	项目总分	操作要求	评分等级及分值				实际得分	备注
			A	B	C	D		
仪表	5	护士服装、鞋帽整洁，仪表大方，举止端庄，指甲符合要求	5	4	3	0~2		
操作前准备	10	自我介绍，解释操作目的	5	4	3	0~2		
		取下手表及饰物，准备好用物	5	4	3	0~2		
操作过程	70	正确应用七步洗手法，清洁双手	30	15	10	0~2		
		流动水下彻底冲洗，然后用一次性纸巾或毛巾彻底擦干，或者用干手机干燥双手	30	15	10	0~2		
		如水龙头为手拧式开关，则应采用防止手部再污染的方法关闭水龙头	10	9	6	0~3		
操作后	5	顺序清晰，清洁概念强，时间2~3分钟	5	4	3	0~2		
操作熟练程度	5	动作轻巧、有序，无缺项、漏报	5	4	3	0~2		
操作质量	5	操作过程熟练，严格遵守操作原则	5	4	3	0~2		
总计	100							

附2：外科手消毒考核评分标准

项目	项目总分	操作要求	评分等级及分值				实际得分	备注
			A	B	C	D		
仪表	5	护士服装、鞋帽整洁，仪表大方，举止端庄，指甲符合要求	5	4	3	0~2		
操作前准备	10	自我介绍，解释操作目的	5	4	3	0~2		
		取下手表及饰物，卷袖过肘、准备好用物	5	4	3	0~2		
操作过程	70	免冲洗手消毒： （1）涂抹消毒剂：取适量的免冲洗手消毒剂涂抹至双手的每个部位、前臂和上臂下1/3 （2）揉搓自干：认真揉搓直至消毒剂干燥 冲洗手消毒法： （1）涂剂揉搓：取适量的手消毒剂涂抹至双手的每个部位、前臂和上臂下1/3，认真揉搓2~6分钟 （2）流水冲净：冲净双手、前臂和上臂下1/3	30	15	10	0~5		
		用流水冲净，使污水从指尖流向肘部，换另一手，反复两次	30	15	10	0~5		
		用干手机吹干或用无菌巾自下而上擦干双手，按序擦干，无菌巾彻底擦干双手、前臂和上臂下1/3	10	9	6	0~3		
操作后	5	顺序清晰，消毒概念强，认真揉搓2~6分钟	5	4	3	0~2		
操作熟练程度	5	动作轻巧、有序，无缺项、漏报	5	4	3	0~2		
操作质量	5	操作过程熟练，严格遵守操作原则	5	4	3	0~2		
总计	100							

实训七 **无菌技术**

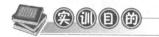

1. 学会无菌基本操作方法。
2. 严格按无菌技术操作原则进行各项护理操作，工作中养成良好的无菌观念。

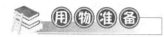

无菌持物钳（图7-1）、罐，无菌巾包，无菌容器（棉球、纱布罐），无菌治疗碗，无菌溶液，无菌手套，70%乙醇，2%碘酊，棉签，标签贴，手套，笔，洗手液，生活、医疗垃圾盒，开瓶器。

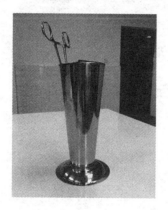

图7-1　无菌持物钳

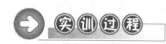

1. 观看录像视频，教师总结操作要领。
2. 教师交代实训要求与注意事项：全班学生分为两个大组，教师分组示教，示教结束，每个大组4~6人组成一个合作小组，学生相互观察指导练习。
3. 教师巡视，随时评价矫正不规范的操作。
4. 集中点评本次的训练情况。

操作流程图及操作要点

（一）操作流程图

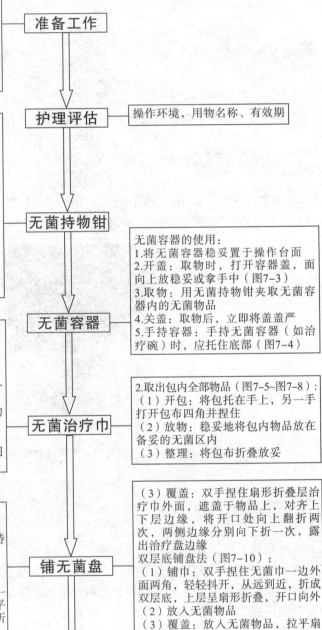

准备工作

1. 护士：衣帽整洁、仪表大方，取下手上饰物及手表，卷袖过肘，洗手，戴口罩
2. 用物：备齐用物，检查用物的名称、灭菌日期、失效期、灭菌指示胶带、包装有无潮湿或破损，放置合理
3. 环境：环境清洁、宽敞；定期消毒，操作前30分钟停止清扫，减少走动

护理评估 —— 操作环境，用物名称、有效期

无菌持物钳

无菌持物钳的使用（图7-2）：
1. 打开盛有无菌持物钳的容器包，置于治疗台面上，注明打开日期、时间
2. 取钳：手持无菌持物钳上1/3处，闭合钳端，将钳移至容器中央，垂直取出，关闭容器盖，注明开启时间
3. 使用：保持钳端向下，在腰部以上视线范围内活动，不可倒转向上
4. 放钳：使用后闭合钳端，打开容器盖，快速垂直放回容器，关闭容器

无菌容器

无菌容器的使用：
1. 将无菌容器稳妥置于操作台面
2. 开盖：取物时，打开容器盖，面向上放稳妥或拿手中（图7-3）
3. 取物：用无菌持物钳夹取无菌容器内的无菌物品
4. 关盖：取物后，立即将盖盖严
5. 手持容器：手持无菌容器（如治疗碗）时，应托住底部（图7-4）

无菌治疗巾

无菌治疗巾的使用：
1. 取出包内部分物品：
（1）将无菌包平置于操作台面，解开系带卷放于包布下
（2）开包：手接触包布四角外面，依次揭开四角
（3）取物：用无菌钳夹取所需物品，放在备妥的无菌区
（4）回包：按原折痕包盖
（5）记录：注明开包日期及时间并签名

2. 取出包内全部物品（图7-5~图7-8）：
（1）开包：将包托在手上，另一手打开包布四角并捏住
（2）放物：稳妥地将包内物品放在备妥的无菌区内
（3）整理：将包布折叠放妥

铺无菌盘

铺无菌盘：
1. 治疗盘稳妥置于操作台面
2. 取巾：打开无菌包，用无菌持物钳取一块治疗巾置于治疗盘内
3. 铺盘：
单层底铺盘法（图7-9）：
（1）铺巾：双手捏住无菌巾一边外面两角，轻轻抖开，双折平铺于治疗盘上，将上层呈扇形折至对侧，开口向外
（2）放入无菌区域

（3）覆盖：双手捏住扇形折叠层治疗巾外面，遮盖于物品上，对齐上下层边缘，将开口处向上翻折两次，两侧边缘分别向下折一次，露出治疗盘边缘
双层底铺盘法（图7-10）：
（1）铺巾：双手捏住无菌巾一边外面两角，轻轻抖开，从远到近，折成双层底，上层呈扇形折叠，开口向外
（2）放入无菌物品
（3）覆盖：放入无菌物品，拉平扇形折叠层，盖于物品上，边缘对齐
4. 记录：注明铺盘日期及时间并签名

倒取无菌溶液：
1.清洁：取盛有无菌溶液的密封瓶，擦净瓶外灰尘
2.查对：检查并核对瓶签上的名称、剂量、浓度和有效期，瓶盖有无松动，瓶身有无裂缝，溶液有无沉淀、混浊或变色
3.开瓶：用开瓶器撬开瓶盖，消毒瓶塞，待干后打开瓶塞

倒取无菌溶液

4.倒液：手持无菌溶液，瓶签朝向掌心，倒出少量溶液旋转冲洗瓶口，再由原处倒无菌溶液入无菌容器中（图7-11）
5.盖塞：倒好溶液后立即盖好瓶塞
6.记录：注明开瓶日期、时间及签名，放回原处
7.处理：按要求整理用物并处理

戴脱无菌手套（图7-12）：
1.查对：检查并核对无菌手套袋外的号码、灭菌日期，包装是否完整、干燥
2.打开手套：将手套袋平放于清洁、干燥的桌面上打开
3.取手套、戴手套：
分次取、戴法：
（1）一手掀开手套袋开口处，另一手捏住一只手套的反折部分（手套内面）取出手套。对准五指戴上
（2）未戴手套的手掀起另一只口袋，再用戴好手套的手指插入另一只手套的反折内面（手套外面），取出手套，同法戴好

戴脱无菌手套

一次性取、戴法：
（1）两手同时掀开手套袋开口处，用一手拇指和示指同时捏住两只手套的反折部分，取出手套
（2）将两手套五指对准，先戴一只手，再以戴好手套的手指插入另一只手套的反折内面，同法戴好
4.调整：将手套的翻边扣套在工作服衣袖外面，双手对合交叉检查是否漏气，并调整手套位置
5.脱手套：用戴着手套的手捏住另一手套腕部外面，翻转脱下；再将脱下手套的手伸入另一只手套内，捏住内面边缘将手套反转脱下
6.处理：按要求整理用物并处理

洗手，脱口罩

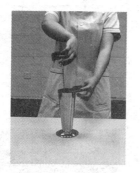

图7-2　无菌持物钳使用法

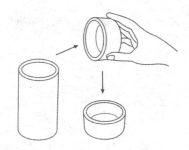

图7-3　打开无菌容器

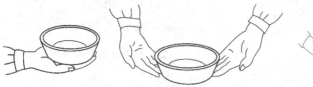

图7-4　手持无菌容器

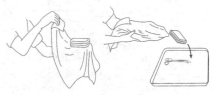

图7-5　无菌包开包法

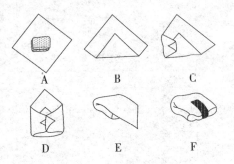

图 7 - 6　无菌包包扎法

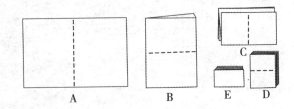

图 7 - 7　治疗巾横折法

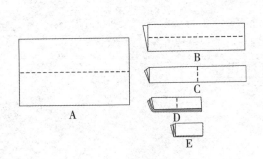

图 7 - 8　治疗巾纵折法

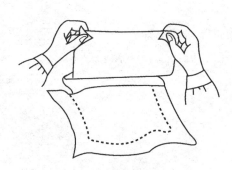

图 7 - 9　单层底铺盘法

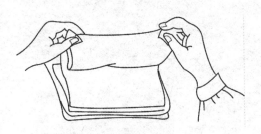

图 7 - 10　双层底铺盘法

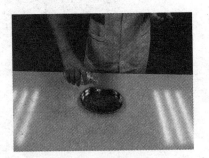

图 7 - 11　倒取无菌溶液（冲洗瓶口）

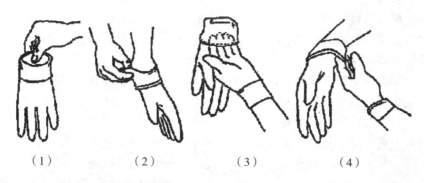

（1）　　　（2）　　　（3）　　　（4）

图 7－12　戴无菌手套

（二）操作要点

1. 无菌持物钳：盖闭合时不可从盖孔中取、放无菌持物钳，取钳垂直闭合，手握持物钳 1/3 段，不触及容器口边缘，干燥保存法每 4 小时更换一次。

2. 无菌容器：开盖时注意手不可触及盖的内面，第一次使用应记录开启日期、时间并签名，24 小时内有效。

3. 无菌包：开包时避免跨越无菌区，打开包时手不可触及包布内面。

4. 无菌溶液：倒液时瓶签向掌心，以防沾湿瓶签，影响查对。

5. 戴无菌手套时，防止手套外面（无菌面）触及任何非无菌的物品。

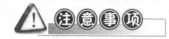注意事项

1. 严格遵守无菌操作规则。

2. 清洁区、无菌区、非无菌区三区有明确标志。

3. 进行无菌操作时，手不可跨越无菌区或接触无菌物品，应保持在腰部或治疗台以上平面。

4. 无菌物品应放置在干燥、清洁的无菌区域。

5. 使用无菌持物钳时注意以下几点。

（1）取放无菌持物钳时应闭合钳端，不可触及容器口边缘。

（2）使用过程中，始终保持钳端向下，不可触及非无菌区域；就地使用，到距离较远处取物时，应将持物钳和容器一起移至操作处。

（3）不可用无菌持物钳夹取油纱布，防止油粘于钳端而影响消毒效果；不可用无菌持物钳换药或消毒皮肤，以防被污染。

（4）无菌持物钳一旦污染或可疑污染应重新灭菌。

（5）干燥法保存时应每 4 小时更换一次。

（6）无菌持物钳如湿式保存时，还应注意盛放无菌持物钳的有盖容器底部垫有纱布，容器深度与钳的长度比例适合，消毒液面需浸没持物钳轴节以上 2～3cm 或镊子长度的 1/2；无菌持物钳及其浸泡容器每周清洁、消毒 2 次，同时更换消毒液；使用频率较高的部门应每天清洁、灭菌（如门诊换药室、注射室、手术室等）；取、放无菌持物钳时不可触及液面以上部分的容器内壁；放入无菌持物钳时需松开轴节以利于钳与消毒液充分接触。

6. 使用无菌容器时注意以下几点。

（1）移动无菌容器时，应托住底部，手指不可触及无菌容器的内面及边缘。

（2）从无菌容器内取出物品，即使未用，也不可放回无菌容器内。

（3）无菌容器应定期消毒灭菌；一经打开，使用时间不超过 24 小时。

7. 使用无菌包时注意以下几点。

（1）无菌包包布通常选用质厚、致密、未脱脂的双层棉布制成。

（2）打开无菌包时手只能触及包布四角的外面，不可触及包布内面，不可跨越无菌区。

（3）包内物品未用完，应按原折痕包好，注明开包日期及时间，限 24 小时内使用。

（4）无菌包应定期消毒灭菌，有效期 7 ~ 14 天；如包内物品超过有效期、被污染或包布受潮，则重新灭菌。

8. 铺无菌盘时注意以下几点。

（1）铺无菌盘区域须清洁干燥，无菌巾避免潮湿、污染。

（2）铺盘时非无菌物品和身体应与无菌盘保持适当距离，手不可触及无菌巾内面，不可跨越无菌区域。

（3）铺好的无菌盘尽早使用，有效期不超过 4 小时。

9. 倒取无菌溶液时注意以下几点。

（1）不可将物品伸入无菌溶液瓶内蘸取溶液，倾倒液体时不可直接接触无菌溶液瓶口，已倒出的溶液不可再倒回瓶内以免污染剩余溶液。

（2）已开启的无菌溶液瓶内的溶液，24 小时内有效，余液只做清洁操作用。

10. 戴、脱无菌手套时注意以下几点。

（1）选择合适手掌大小的手套尺码，修剪指甲以防刺破手套。

（2）戴手套时手套外面（无菌面）不可触及任何非无菌物品；已戴手套的手不可触及未戴手套的手及另一手套内面；未戴手套的手不可触及手套的外面。

（3）戴手套后双手应始终保持在腰部或操作台面以上视线范围内的水平；如发现有破损或可疑污染时应立即更换。

（4）脱手套时，应翻转脱下，避免强拉，注意勿使手套外面（污染面）接触到皮肤；脱手套后应洗手。

（5）诊疗、护理不同患者之间应更换手套；一次性手套应一次性使用；戴手套不能替代洗手，必要时进行洗手消毒。

附：无菌技术考核评分标准

项目	项目总分	操作要求	评分等级及分值				实际得分	备注
			A	B	C	D		
仪表	5	护士服装、鞋帽整洁，仪表大方，举止端庄，指甲符合要求	5	4	3	0~2		
操作前准备	10	自我介绍，解释操作目的，洗手、戴口罩	5	4	3	0~2		
		备齐用物，放置合理，检查灭菌日期、标志及有效期；环境清洁干燥	5	4	3	0~2		
操作过程	70	取无菌持物钳：垂直闭合，手握持物钳上1/3段，不触及容器口边缘，不触及液面以上内壁，关闭容器盖	5	4	3	0~2		
		用钳：钳端向下，取远处物品时需和容器同时移动	5	4	3	0~2		
		放钳：闭合前端垂直放入，打开轴节，钳端分开，更换消毒（湿式保存法每周2次或每天更换消毒，干燥保存法每4小时更换1次）	5	4	3	0~2		
		无菌包：检查用物名称、灭菌日期及标记	5	4	3	0~2		
		开包：放于清洁干燥处，解带，按原折叠顺序逐层打开，用无菌钳取物，非无菌物不得跨越无菌区	5	4	3	0~2		
		回包：按原折痕包盖，系带横向扎好，注明开包日期、时间，有效期24小时	5	4	3	0~2		
		铺无菌盘：治疗盘清洁干燥，按要求铺巾，单层或双层底，无菌物放置合理，不跨越无菌区，边缘反折，左右内折，外观整齐，注明铺盘日期、时间，4小时内有效	10	8	6	0~4		
		无菌容器：查看无菌容器灭菌日期及标记，打开容器盖，内面向上，放稳妥，不可触及边缘和内面，用无菌持物钳从无菌容器内取无菌物品，用毕即盖严，定期消毒	10	8	6	0~4		

项　目	项目总分	操作要求	评分等级及分值				实际得分	备注
			A	B	C	D		
操作过程	70	倒取无菌溶液：擦灰尘，查瓶签、瓶盖、瓶身、药质，启瓶盖、开瓶方法正确，倒液时，标签放于掌心，瓶签向上，冲洗瓶口，从原处倒出，盖瓶塞方法正确，注明开瓶日期，24小时有效	10	8	6	0～4		
		戴脱无菌手套：查灭菌日期及标记、号码、无破洞，撒粉戴手套，保持外面无菌，手保持在腰部以上，手套口翻转脱下，手套按医疗废物处理	10	8	6	0～4		
操作后	5	医疗废物、生活废物分别处理，用物清洗消毒恰当	5	4	3	0～2		
操作熟练程度	5	动作轻巧、稳重、有序，无缺项、漏报	5	4	3	0～2		
操作质量	5	严格遵守无菌操作规则，未跨越无菌区，操作无误	5	4	3	0～2		
总计	100							

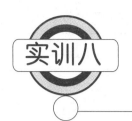

隔离技术

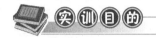

1. 学会隔离衣的穿、脱。
2. 了解进出隔离室的要求，了解解除隔离的标准。

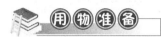

1. 隔离衣一件、挂衣钩、刷手设备（消毒液、清洁刷子和毛巾、弯盘 2 个）、流动水、挂钟、污衣袋。
2. 防护服一件、消毒手用物。

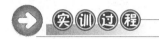

1. 观看录像视频，教师总结操作要领。
2. 教师交代实训要求与注意事项：全班学生分为两个大组，教师分组示教。示教结束，每个大组 4～6 人组成一个合作小组，学生相互观察、试穿。
3. 教师巡视，随时评价矫正不规范的操作。
4. 集中点评本次的训练情况。

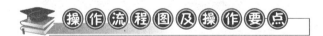

（一）操作流程图

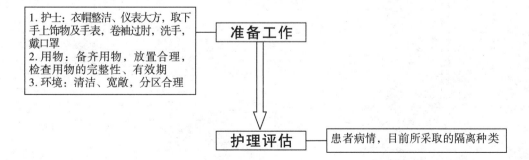

1.取衣：手持衣领取下隔离衣，清洁面面向操作者，衣领两端向外折齐，对齐肩缝，露出肩袖内口（图8-1，图8-2）

2.穿衣：
（1）一手持衣领，另一只手穿袖，先左后右，再抖衣袖伸手，勿触及面部（图8-3，图8-4）
（2）扣衣扣，避免袖口污染衣领（图8-5）
（3）扎袖扣或系上袖带或用橡皮圈束紧袖口（手已污染）（图8-6）
（4）系腰带：两手在背后腰下5cm处对齐叠紧两侧衣边，按住折叠处，将腰带在身后交叉，回到前面打活结（图8-7~图8-11）
（5）扣后侧下摆扣

→ **穿脱隔离衣**

3.脱衣：
（1）解后侧下摆扣，解开腰带，在身前打一活结
（2）解开袖口并翻起袖口，避免袖口边缘污染清洁面
（3）在肘部将衣袖向上拉，塞在上臂衣袖内
（4）刷手，消毒双手，擦干
（5）解领扣，一手伸入另一侧袖口内，拉开衣袖过手，再用衣袖遮住的手在外面拉开另一衣袖，两手在袖内使袖子对齐，双臂逐渐退出
（6）手持衣领，将隔离衣两边对齐挂在衣钩上

1.穿防护服：
（1）取衣，查对防护服
（2）穿防护服：穿下衣、穿上衣、戴帽子、拉拉链
2.脱防护服：
（1）脱分体防护服：①拉开拉链；②脱帽子，上提帽子使帽子脱离头部；③脱上衣，先脱袖子，再脱上衣，将污染面向里放入医疗垃圾袋内；④脱下衣，由上向下边脱边卷，污染面向里，脱下后置于医疗垃圾袋内

→ **穿脱防护服**

（2）脱连体防护服：①拉开拉链，将拉链拉到底；②脱帽子，上提帽子使帽子脱离头部；③脱衣服，先脱袖子，再由上向下边脱边卷，污染面向里，全部脱下后，置于医疗垃圾袋内

→ **洗手整理**

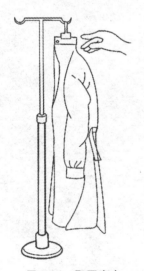

图8-1　取隔离衣

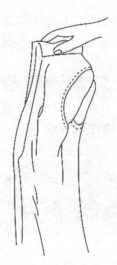

图8-2　隔离衣清洁面面向自己

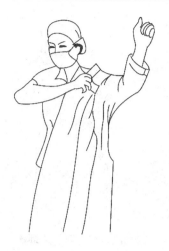

图 8－3　穿上左袖

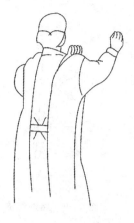

图 8－4　穿上右袖

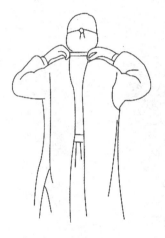

图 8－5　扣领扣

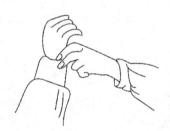

图 8－6　扎袖口

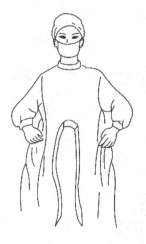

图 8－7　将一侧衣襟捏至前面

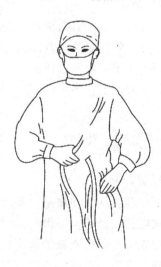

图 8－8　同法捏另一侧

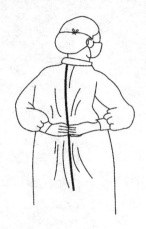
图 8-9　将两侧衣襟对齐

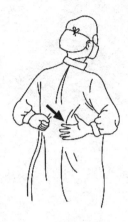
图 8-10　向一侧折叠

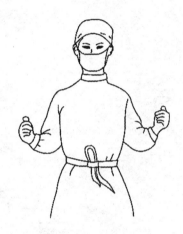
图 8-11　系好腰带

（二）操作要点

1. 隔离衣长短合适，需完全遮盖内面工作服，并完好无损。

2. 系领口时，勿使衣袖触及面部、衣领及工作帽。

3. 已污染的手不可触及清洁面。

4. 挂隔离衣时，若在半污染区，不得露出污染面；若在污染区，不得露出清洁面。

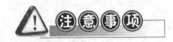

（一）穿脱隔离衣

1. 穿隔离衣前备好一切物品，并戴好口罩、帽子。

2. 隔离衣应长短合适，不得有破洞，须遮盖工作服。

3. 穿隔离衣时应保持衣领清洁，袖子不可触及面部和帽子。

4. 穿好隔离衣后不可在清洁区取物，避免接触清洁物品，双臂保持在腰部以上视线范围内活动。

5. 隔离衣应每日更换，不可有潮湿或污染；不再穿的隔离衣，脱下后清洁面向外，卷好放入污染袋中；如为一次性隔离衣，应使清洁面向外，衣领及衣边卷至中央，投入医疗垃圾袋中，然后再消毒双手。

6. 洗手及消毒时不能沾湿隔离衣，隔离衣不可触及其他物品或污染水池边缘。

7. 脱下的隔离衣如挂在半污染区，清洁面向外；挂在污染区则清洁面向内。

8. 穿上隔离衣进入病房后注意和患者的谈话方式，进行有效沟通，避免发生误会。

（二）穿脱防护服

1. 防护服只能在规定区域内穿脱，穿前检查有无潮湿、破损，长短是否合适。

2. 接触多个同类传染病患者时，防护服可连续使用；接触疑似患者时，防护服应每次更换。

3. 防护服如有潮湿、破损或污染，应立即更换。

4. 下列情况应穿防护服：临床医务人员接触甲类或按甲类传染病管理的传染病患者时；接触经空气传播或飞沫传播的传染病患者，可能受到患者血液、体液、分泌物、排泄物喷溅时。

附1：穿脱隔离衣考核评分标准

项目	项目总分	操作要求	评分等级及分值				实际得分	备注
			A	B	C	D		
仪表	5	护士服装、鞋帽整洁，仪表大方，举止端庄，指甲符合要求	5	4	3	0~2		
操作前准备	10	自我介绍，解释操作目的	5	4	3	0~2		
		取下手表及饰物，卷袖过肘，戴口罩、圆帽，洗手	5	4	3	0~2		
操作过程	70	持衣：穿袖，扣领口、袖口，后襟对齐，向一侧折叠，系腰带的方法正确，扣下扣，穿时不污染隔离衣	20	15	10	0~5		
		解扣：解下摆扣，解袖扣，翻袖口，塞袖口	15	9	6	0~3		
		刷手：刷手消毒范围正确，刷手消毒方法正确，刷手时隔离衣未浸湿及污染水池，刷手消毒的时间为2分钟，擦手	15	9	6	0~3		
		脱衣：解领扣，脱袖方法正确，包裹双手，松腰带，打结，双手退出，挂好备用	20	15	10	0~5		
操作后	5	隔离衣备洗	5	4	3	0~2		
操作熟练程度	5	动作轻巧、稳重、有序，无缺项、漏报	5	4	3	0~2		
操作质量	5	操作过程熟练，严格遵守操作原则	5	4	3	0~2		
总计	100							

附 2：穿脱防护服考核评分标准

项目	项目总分	操作要求	评分等级及分值				实际得分	备注
			A	B	C	D		
仪表	5	护士服装、鞋帽整洁，仪表大方，举止端庄，指甲符合要求	5	4	3	0~2		
操作前准备	10	自我介绍，解释操作目的	5	4	3	0~2		
		取下手表及饰物，卷袖过肘，戴口罩、圆帽，洗手	5	4	3	0~2		
操作过程	60	取衣：查对防护服 穿防护服：穿下衣、穿上衣、戴帽子、拉拉链	30	20	15	0~10		
		脱分体防护服： 拉开拉链 脱帽子：上提帽子使帽子脱离头部 脱上衣：先脱袖子，再脱上衣，将污染面向里放入医疗垃圾袋内 脱下衣：由上向下边脱边卷，污染面向里，脱下后置于医疗垃圾袋内 脱连体防护服： 拉开拉链：将拉链拉到底 脱帽子：上提帽子，使帽子脱离头部 脱衣服：先脱袖子，再由上向下边脱边卷，污染面向里，全部脱下后置于医疗垃圾袋内	30	18	12	0~6		
操作后	5	防护服置于医疗垃圾袋内	5	4	3	0~2		
操作熟练程度	10	动作轻巧、稳重、有序，无缺项、漏报	10	9	6	0~2		
操作质量	10	操作过程熟练，严格遵守操作原则	10	9	4	0~2		
总计	100							

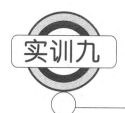

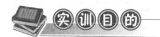

实训九

口腔护理

1. 保持口腔清洁、湿润，去除口臭、口垢。
2. 学会观察口腔黏膜和舌苔的方法。
3. 学会口腔护理的具体操作方法。

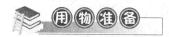

1. 口腔护理包（治疗巾、治疗碗内置 18 颗棉球、血管钳、镊子、弯盘、压舌板）。
2. 吸水管、棉签、手电筒、漱口液、外用药（表 9-1）。
3. 治疗盘外备无菌持物钳、弯盘，必要时备开口器。

表 9-1 口腔护理常用溶液

溶液名称	浓度	作用
生理盐水		清洁口腔，预防感染
过氧化氢溶液	1%～3%	防腐、防臭，适用于口腔感染有溃烂、坏死组织者
碳酸氢钠溶液	1%～4%	属碱性溶液，适用于真菌感染
氯己定溶液	0.02%	清洁口腔，广谱抗菌
呋喃西林溶液	0.02%	清洁口腔，广谱抗菌
醋酸溶液	0.1%	适用于绿脓杆菌感染
硼酸溶液	2%～3%	酸性防腐溶液，有抑制细菌作用
甲硝唑溶液	0.08%	适用于厌氧菌感染
复方硼酸溶（多贝尔氏溶液）		轻度抑菌、除臭

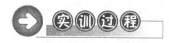

1. 观看录像视频，教师总结操作要领。
2. 教师交代实训要求与注意事项：全班学生分为两个大组，教师分组示教。示教结束，每个大组 4～6 人组成一个合作小组，学生互作角色扮演，练习口腔护理。

3. 教师巡视，随时评价矫正不规范的操作。

4. 集中点评本次的训练情况。

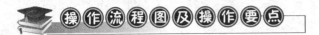 操作流程图及操作要点

（一）操作流程图

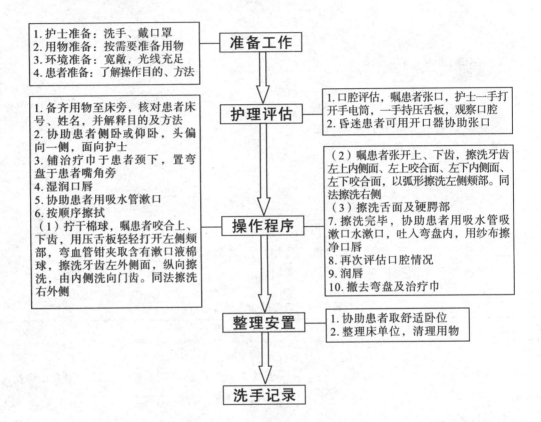

（二）操作要点

1. 准备用物时，根据患者病情选择口腔护理溶液。

2. 进行口腔护理操作时，避免清洁、污染交叉混淆。

3. 询问患者感受，并协助患者取舒适卧位。

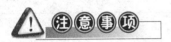 注意事项

1. 擦洗时动作要轻，特别对凝血功能差的患者，要防止碰伤黏膜及牙龈。

2. 昏迷患者禁忌漱口，需要张口器时，应从白齿处放入（牙关紧闭者不可暴力助其张口）。擦洗时须用血管钳夹紧棉球，每次一个，防止棉球遗留在口腔内，棉球不可过湿以防患者将溶液吸入呼吸道，发现痰多时要及时吸出。

3. 对长期使用抗生素者，应观察口腔黏膜有无真菌感染。

4. 义齿不可浸泡在酒精或热水中，以防变色、变形或老化。

5. 传染病患者用物按隔离消毒原则处理。

操作沟通范例

【案例】

江某，男，50 岁。胃大部分切除手术后第一天，实施胃肠减压。

1. 操作前解释：江先生您好！我是您的责任护士小王。昨天您做了胃部手术，晚上睡得怎样？手术后一两天内是最难受的，等拔了胃管，肠蠕动恢复以后就会好受多了，您不用担心，现在您还不能起床刷牙，我用盐水棉球帮您洗洗牙，漱漱口，您会觉得舒服些的。

2. 操作中指导：江先生，请您将头偏向我这边，我用棉球帮您湿润一下口唇，好吗？请您漱口（将带吸水管的水杯递到患者嘴边，患者漱口）。现在请您张开嘴，让我检查一下您的口腔黏膜（借助压舌板检查患者口腔），一切正常。（若有活动性义齿，用纱布裹着取出）现在我用盐水棉球给您擦洗牙齿，如果有不舒服请举手示意（按序擦拭牙齿各个部位）。请您张嘴，我要为您擦拭上腭；请您把舌头伸出来，让我擦一下舌面。江先生，请再次漱口，请张开嘴，让我检查一下口腔，已经擦洗得非常干净了。

3. 操作后嘱咐：谢谢您的配合，您感觉口腔舒服些了吗？呼叫器在这儿，有事请叫我，我也会经常来看您，请放心！您先好好休息。

附：特殊口腔护理考核评分标准

项目	项目总分	操作要求	评分等级及分值				实际得分	备注
			A	B	C	D		
仪表	5	工作衣、帽、鞋穿戴整齐，戴好口罩，洗手	5	4	3	0~2		
操作前准备	10	评估患者意识、自理能力、口腔情况、卫生习惯	5	4	3	0~2		
		根据病情准备用物、漱口液、外用药	5	4	3	0~2		
操作过程	60	核对患者做好解释，取得合作	5	4	3	0~2		
		取合适卧位	3	2	1	0		
		颌下铺巾，放置弯盘	5	4	3	0~2		
		湿润口唇并检查口腔情况	5	4	3	0~2		
		正确使用压舌板、开口器	5	4	3	0~2		
		夹取棉球方法正确	6	5	4	0~3		
		棉球湿度适宜	5	4	3	0~2		
		擦洗方法、顺序正确	10	8	6	0~4		
		擦洗前后漱口	5	4	3	0~2		
		口腔疾患处理正确	5	4	3	0~2		
		擦净患者面部	3	3	2	0~1		
		保持床单、患者衣服干燥	3	3	2	0~1		
操作后	5	妥善安置患者，整理床单位	3	2	1	0		
		用物处理恰当	2	1.5	1	0		
护患沟通	10	操作过程中能与患者良好沟通，取得合作	10	8	6	0~4		
操作熟练程度	5	动作轻巧、稳重、有条不紊	5	4	3	0~2		
操作质量	5	患者口腔清洁，感觉舒适，未发生恶心和牙龈出血，衣被未被污染	5	4	3	0~2		
总计	100							

实训十　　**床上洗头**

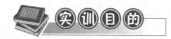

1. 通过训练增进患者头皮血液循环，去除污秽，预防和灭除虱蚋，使患者清洁舒适。
2. 学会床上洗头的几种不同操作方法。

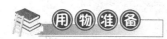

1. 治疗盘内备小橡胶单、大毛巾、洗发液、冲洗壶或水杯、眼罩或纱布、别针、棉球 2 个、纸袋、电吹风。
2. 马蹄形垫或洗头车、水壶（内盛 43～45℃ 的水）、水桶。
3. 患者自备毛巾、梳子、镜子、护肤霜等。

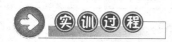

1. 观看录像视频，教师总结操作要领。
2. 教师交代实训要求与注意事项：全班学生分为两个大组，教师分组示教。示教结束，每个大组 4～6 人组成一个合作小组，学生互作角色扮演，床上洗头。
3. 教师巡视，随时评价矫正不规范的操作。
4. 集中点评本次的训练情况。

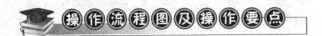

（一）操作流程图

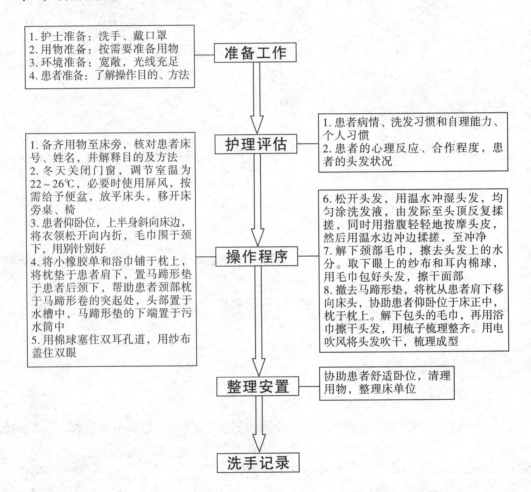

准备工作
1. 护士准备：洗手、戴口罩
2. 用物准备：按需要准备用物
3. 环境准备：宽敞，光线充足
4. 患者准备：了解操作目的、方法

护理评估
1. 患者病情、洗发习惯和自理能力、个人习惯
2. 患者的心理反应、合作程度，患者的头发状况

操作程序
1. 备齐用物至床旁，核对患者床号、姓名，并解释目的及方法
2. 冬天关闭门窗，调节室温为22～26℃，必要时使用屏风，按需给予便盆，放平枕头，移开床旁桌、椅
3. 患者仰卧位，上半身斜向床边，将衣领松开向内折，毛巾围于颈下，用别针别好
4. 将小橡胶单和浴巾铺于枕上，将枕垫于患者肩下，置马蹄形垫于患者后颈下，帮助患者颈部枕于马蹄形卷的突起处，头部置于水槽中，马蹄形垫的下端置于污水筒中
5. 用棉球塞住双耳孔道，用纱布盖住双眼

6. 松开头发，用温水冲湿头发，均匀涂洗发液，由发际至头顶反复揉搓，同时用指腹轻轻地按摩头皮，然后用温水边冲边揉搓，至冲净
7. 解下颈部毛巾，擦去头发上的水分。取下眼上的纱布和耳内棉球，用毛巾包好头发，擦干面部
8. 撤去马蹄形垫，将枕从患者肩下移向床头，协助患者仰卧位于床正中，枕于枕上。解下包头的毛巾，再用浴巾擦干头发，用梳子梳理整齐。用电吹风将头发吹干，梳理成型

整理安置
协助患者舒适卧位，清理用物，整理床单位

洗手记录

（二）操作要点

1. 向患者解释，以取得合作。

2. 患者屈膝仰卧，头靠近床边。移枕于肩下，置小橡胶单、浴巾于枕上，解开衣领，颈部围毛巾，并用别针固定。

3. 马蹄形垫用塑料纸覆盖后置于患者颈后，开口朝下，塑料纸另一头做成槽形，下部接污水桶。

4. 棉球塞两耳，纱布或眼罩遮盖双眼，或嘱患者闭眼。

5. 洗发时先用手取少许热水于患者头部试温。

6. 洗发后协助患者躺卧正中，枕、橡胶单、浴巾一起自肩移至头部，用浴巾擦干头发，梳理头发时散开易干或吹干头发，撤浴巾、橡胶单。

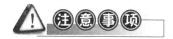

1. 洗发过程中，应随时注意观察病情变化，如发现面色、脉搏、呼吸异常时应立即停止操作。

2. 身体极度虚弱的患者不宜床上洗发。

3. 注意调节水温与室温，注意保暖，及时擦干头发，以免着凉。

4. 洗发过程中应注意防止污水溅入眼、耳内，并避免沾湿衣服及床单。

操作沟通范例

【案例】

张某，女，30 岁，右锁骨骨折，生活不能自理，已有 5 天未洗头。

1. 操作前解释：张女士，您好！您已经住院 5 天没有洗头了，我今天帮您洗一洗，您会感觉舒服一点，好吗？请问您需要上洗手间吗？

2. 操作中指导：现在要为您洗头，我帮您把头移到洗头车上好吗？请您把眼睛闭上，现在开始洗头了，水温合适吗？力度可以吗？请问您有没有不舒服？

3. 操作后嘱咐：头发已经洗干净了，现在我要用吹风机把您的头发吹干，要不要帮您把头发扎起来，这样不易打结。您需要更换体位吗？谢谢您的配合。

附：床上洗头考核评分标准

项目	项目总分	操作要求	评分等级及分值				实际得分	备注
			A	B	C	D		
仪表	5	工作衣、帽、鞋穿戴整齐，戴好口罩，洗手	5	4	3	0～2		
操作前准备	10	评估患者头发情况、自理能力、病情及环境（室温适宜）	5	4	3	0～2		
		电吹风、马蹄形垫或洗头车根据医院条件准备，水壶内水量据头发长短准备，水温据患者耐受程度准备	5	4	3	0～2		
操作过程	60	正确核对解释	5	4	3	0～2		
		根据季节需要关门窗，调节舒适室温和水温	5	2	1	0		
		移开床旁桌、椅，稳拿轻放，便于操作	3	2	1	0		
		患者颈部、枕头准备正确，不遗漏	5	4	3	0～2		
		患者体位舒适，便于操作	5	4	3	0～2		
		洗发前眼睛、耳朵保护正确	7	5	3	1		
		正确方法、顺序洗发，时间适当	10	8	6	0～4		
		洗发毕，撤去用物前必须用毛巾包头	10	8	6	0～4		
		正确处理眼睛、耳朵和面部，适当用护肤品	5	4	3	0～2		
		卧位舒适，使患者头发尽快干燥	5	4	3	0～2		
操作后	5	安置患者舒适体位，整理床单位，清理用物	5	4	3	0～2		
护患沟通	10	操作过程中能与患者良好沟通，取得合作；操作中密切观察病情	10	8	6	0～4		
熟练程度	5	动作轻巧、用力适中，合理安排时间	5	4	3	0～2		
操作质量	5	患者感觉舒适、未着凉，头发清洁，水未进入眼、耳，未湿衣、被、床单	5	4	3	0～2		
总计	100							

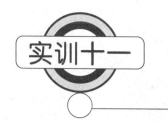

实训十一 **床上擦浴**

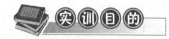

1. 保持患者皮肤清洁、干燥、舒适，预防皮肤感染；促进皮肤血液循环，增强皮肤排泄功能。

2. 学会观察皮肤情况的方法。

3. 学会床上擦浴法的具体操作方法。

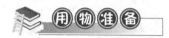

1. 治疗车上层：治疗盘内备浴巾 1 条、毛巾 2 条、治疗巾、橡胶单、治疗碗、弯盘、血管钳、棉球、一次性手套、香皂、指甲刀、梳子、50% 乙醇、爽身粉，治疗盘外备脸盆、水壶（盛 50～52℃热水）、清洁衣裤、被单、手消毒液。

2. 治疗车下层：便盆、便盆巾、水桶、生活垃圾桶、医用垃圾桶。

3. 屏风。

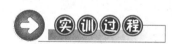

1. 观看床上擦浴视频，教师示教，讲解操作要领。

2. 教师交代实训要求与注意事项，分组训练，角色扮演。

3. 教师巡视，随时评价矫正不规范的操作。

4. 集中讲评本次实训的情况。

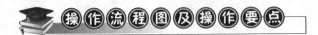

（一）操作流程图

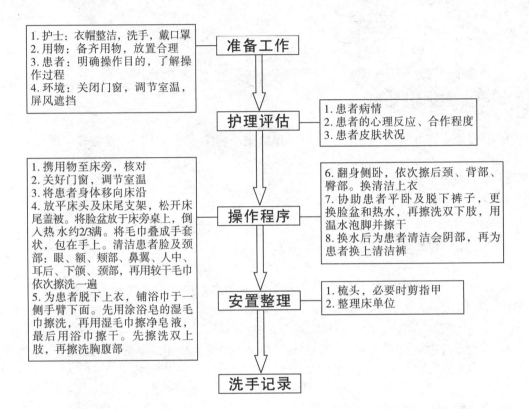

1. 护士：衣帽整洁，洗手，戴口罩 2. 用物：备齐用物，放置合理 3. 患者：明确操作目的，了解操作过程 4. 环境：关闭门窗，调节室温，屏风遮挡	**准备工作**

护理评估
1. 患者病情
2. 患者的心理反应、合作程度
3. 患者皮肤状况

操作程序

左：
1. 携用物至床旁，核对
2. 关好门窗，调节室温
3. 将患者身体移向床沿
4. 放平床头及床尾支架，松开床尾盖被。将脸盆放于床旁桌上，倒入热水约2/3满。将毛巾叠成手套状，包在手上。清洁患者脸及颈部：眼、额、颊部、鼻翼、人中、耳后、下颌、颈部，再用较干毛巾依次擦洗一遍
5. 为患者脱下上衣，铺浴巾于一侧手臂下面。先用涂浴皂的湿毛巾擦洗，再用湿毛巾擦净皂液，最后用浴巾擦干。先擦洗双上肢，再擦洗胸腹部

右：
6. 翻身侧卧，依次擦后颈、背部、臀部。换清洁上衣
7. 协助患者平卧及脱下裤子，更换脸盆和热水，再擦洗双下肢，用温水泡脚并擦干
8. 换水后为患者清洁会阴部，再为患者换上清洁裤

安置整理
1. 梳头，必要时剪指甲
2. 整理床单位

洗手记录

（二）操作要点

1. 向患者解释，关闭门窗，用屏风遮挡患者。室温在 24℃ 左右。

2. 按需给便器。

3. 根据病情放平床头及床尾，松床头盖被。

4. 备水，水温一般为 50℃ 左右。试温，以患者耐受度及季节调温。

5. 将擦洗毛巾折叠成手套形，浴巾铺于擦洗部位下面。擦洗顺序为眼、脸、鼻、耳、上肢、双手、胸腹、背部、臀部、会阴部、下肢，手脚可直接浸泡在盆内清洗。

6. 擦洗方法的操作要点如下。

（1）先用擦上肥皂的湿毛巾擦洗。

（2）清洁湿毛巾擦净肥皂。

（3）拧干毛巾后再次擦洗。

（4）大毛巾边按摩边擦干。

7. 骨隆突处擦洗后用 50% 乙醇按摩。

8. 必要时梳发、剪指甲、换清洁衣裤。

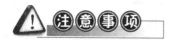 注意事项

1. 注意保暖，每次只暴露正在擦洗的部位，防止不必要的暴露及湿污床单。
2. 擦洗动作平稳有力，以刺激循环并减少瘙痒感。
3. 体贴患者，保护患者自尊；减少翻动次数，不要使患者过度疲劳。
4. 仔细擦净颈部、耳后、腋窝、腹股沟皮肤皱褶处。
5. 擦洗过程中，及时更换热水及清水，保持水温适宜。
6. 注意观察患者情况，出现不适，立即停止擦洗，及时给予处理。
7. 皮肤有异常应予记录，并采取相应措施。
8. 护士注意省力，擦浴时移近患者，减少不必要的劳动，避免不必要的走动。

操作沟通范例

【案例】

刘某，女，72岁，因脑出血入院。查体：T 36.2℃，P 84次/分，R 18次/分，BP 154/96mmHg。左侧肢体瘫痪，大小便失禁，骶尾部皮肤发红，解除压力30分钟后皮肤颜色不恢复，轻度水肿，无水疱和硬结。

1. 操作前解释：刘奶奶您好！我是今天的当班护士小张。天气很热，您出了汗感觉不舒服吧？您躺在床上不方便，请让我为您擦浴，这样您会舒服点，好吗？（好）请问您需要上洗手间吗？

2. 操作中指导：刘奶奶，我先帮您擦擦脸，水温您觉得还合适吗？（合适）您现在感觉怎么样？冷吗？擦洗的力度合适吗？有什么不舒服的您可以告诉我或者示意我。

3. 操作后嘱咐：刘奶奶，擦洗完了，您现在感觉舒服吗？（舒服）那您现在好好休息，有什么需要请按床头的呼叫器，我会及时赶来处理。谢谢您的配合！

附：床上擦浴考核评分标准

项目	项目总分	操作要求	评分等级及分值				实际得分	备注
			A	B	C	D		
仪表	5	工作衣、帽、鞋穿戴整齐，洗手	5	4	3	0~2		
操作前准备	10	评估患者：皮肤情况、病情、自理能力、卫生习惯 环境温度适宜、隐蔽性好	5	4	3	0~2		
		根据季节调节水温，根据患者卫生习惯和皮肤性质确定自备用物品种	5	4	3	0~2		
操作过程	60	核对患者，做好解释，取得合作	5	4	3	0~2		
		室温、水温适宜，环境隐蔽，卧位舒适，便于操作	5	4	3	0~2		
		铺巾，洗脸方法、顺序正确	5	4	3	0~2		
		脱穿上衣方法正确，未加重患者不适	5	4	3	0~2		
		擦洗顺序正确，用力足够刺激肌肉组织	10	8	6	0~4		
		勤换水、换盆、换巾（三巾两盆）	5	4	3	0~2		
		皱褶处洗净	5	4	3	0~2		
		指（趾）甲短、头发整齐清洁	5	4	3	0~2		
		更换床单方法、顺序正确	5	4	3	0~2		
		手法按摩骨突部位方法、顺序正确，用力适宜，时间充分，效果肯定	10	8	6	0~4		
操作后	5	安置舒适卧位，整理床单位，用物清洗消毒恰当	5	4	3	0~2		
护患沟通	10	操作过程中与患者沟通充分，患者配合良好；操作中密切观察病情	10	8	6	0~4		
操作熟练程度	5	动作轻巧、稳重、有条不紊、省力	5	4	3	0~2		
操作质量	5	无过多翻身和暴露，未受凉，用力适当，勤换水，擦洗彻底，皮肤未残留皂迹；清洗会阴前换水、盆和毛巾；皱褶处洗净	5	4	3	0~2		
总计	100							

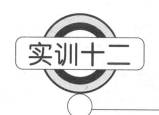

生命体征的测量

实训十二

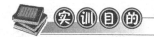

1. 通过训练学会生命体征的测量方法。
2. 正确记录生命体征。

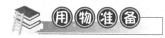

（一）体温的测量

治疗盘内备容器 2 个（一个盛放已消毒的体温计，另一个盛放测温后的体温计），消毒液、纱布、秒表、记录本、笔、弯盘。若测肛温，另备润滑油、棉签、卫生纸。体温计的数量及种类依据患者人数及病情准备。

（二）脉搏的测量

治疗盘内备秒表、记录本、笔，必要时备听诊器。

（三）呼吸的测量

治疗盘内备秒表、记录本、笔，必要时备棉花。

（四）血压的测量

血压计、听诊器（检查血压计的袖带宽窄是否合适，水银是否充足，玻璃管有无裂缝，玻璃管上端是否和大气相通，橡胶管和输气球有无漏气，听诊器是否完好）、记录本、笔。

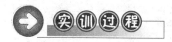

1. 观看录像视频，教师总结操作要领。
2. 教师交代实训要求、注意事项并示教。
3. 教师巡视，随时评价矫正不规范的操作。
4. 集中讲评本次的训练情况。

操作流程图及操作要点

（一）操作流程图

体温的测量操作流程图

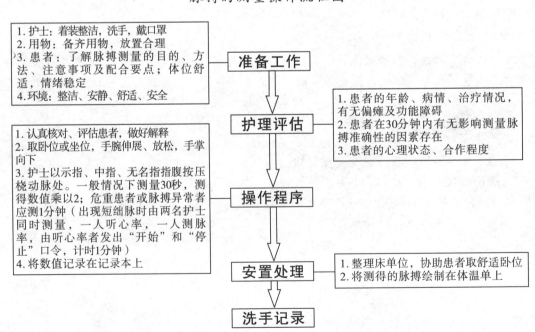

1. 护士：着装整洁，洗手，戴口罩
2. 用物：备齐用物，放置合理
3. 患者：了解体温测量的目的、方法、注意事项及配合要点；体位舒适，情绪稳定
4. 环境：整洁、安静、舒适、安全

准备工作

护理评估

1. 患者的年龄、病情、治疗情况、意识状态，判断采用何种方法测量体温
2. 患者在30分钟内有无影响测量体温准确性的因素存在
3. 患者的心理状态、合作程度

1. 认真核对、评估患者，做好解释
2. 安置患者于舒适体位。直肠测温采取侧卧、俯卧、屈膝仰卧位
3. 口腔测量法：嘱患者张口，将体温计汞端斜放于舌下热窝处。嘱患者口唇紧闭，用鼻呼吸，测量3分钟
4. 腋下测量法：擦干腋下汗液，将体温计放于腋窝处，紧贴皮肤，嘱患者屈臂过胸，夹紧体温计，测量10分钟
5. 直肠测量法：润滑汞端插入肛门3~4cm，测量3分钟
6. 取出体温计，用消毒液纱布擦拭、读数，记录于记录本上

操作程序

安置处理

1. 整理床单位，协助患者取舒适卧位
2. 按体温计消毒法进行消毒

洗手记录

脉搏的测量操作流程图

1. 护士：着装整洁，洗手，戴口罩
2. 用物：备齐用物，放置合理
3. 患者：了解脉搏测量的目的、方法、注意事项及配合要点；体位舒适，情绪稳定
4. 环境：整洁、安静、舒适、安全

准备工作

护理评估

1. 患者的年龄、病情、治疗情况，有无偏瘫及功能障碍
2. 患者在30分钟内有无影响测量脉搏准确性的因素存在
3. 患者的心理状态、合作程度

1. 认真核对、评估患者，做好解释
2. 取卧位或坐位，手腕伸展、放松，手掌向下
3. 护士以示指、中指、无名指指腹按压桡动脉处。一般情况下测量30秒，测得数值乘以2；危重患者或脉搏异常者应测1分钟（出现短绌脉时由两名护士同时测量，一人听心率，一人测脉率，由听心率者发出"开始"和"停止"口令，计时1分钟）
4. 将数值记录在记录本上

操作程序

安置处理

1. 整理床单位，协助患者取舒适卧位
2. 将测得的脉搏绘制在体温单上

洗手记录

呼吸的测量操作流程图

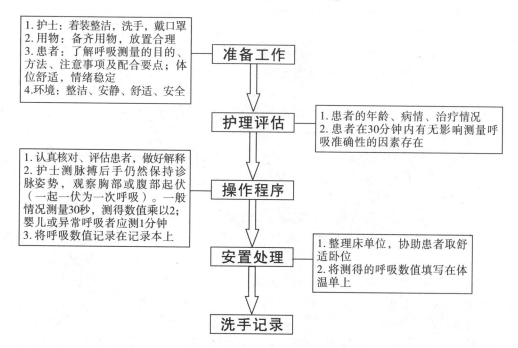

1. 护士：着装整洁，洗手，戴口罩
2. 用物：备齐用物，放置合理
3. 患者：了解呼吸测量的目的、方法、注意事项及配合要点；体位舒适，情绪稳定
4. 环境：整洁、安静、舒适、安全

准备工作

护理评估

1. 患者的年龄、病情、治疗情况
2. 患者在30分钟内有无影响测量呼吸准确性的因素存在

1. 认真核对、评估患者，做好解释
2. 护士测脉搏后手仍然保持诊脉姿势，观察胸部或腹部起伏（一起一伏为一次呼吸）。一般情况测量30秒，测得数值乘以2；婴儿或异常呼吸者应测1分钟
3. 将呼吸数值记录在记录本上

操作程序

安置处理

1. 整理床单位，协助患者取舒适卧位
2. 将测得的呼吸数值填写在体温单上

洗手记录

血压的测量操作流程图

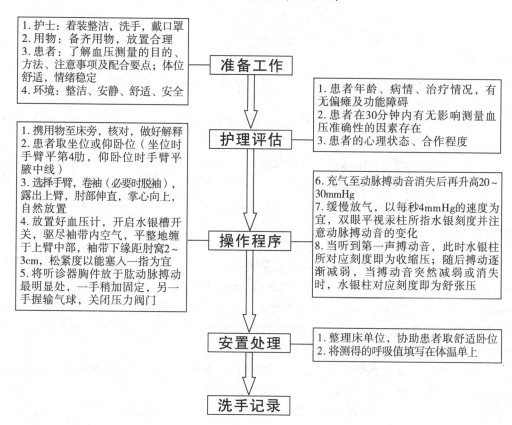

1. 护士：着装整洁，洗手，戴口罩
2. 用物：备齐用物，放置合理
3. 患者：了解血压测量的目的、方法、注意事项及配合要点；体位舒适，情绪稳定
4. 环境：整洁、安静、舒适、安全

准备工作

护理评估

1. 患者年龄、病情、治疗情况，有无偏瘫及功能障碍
2. 患者在30分钟内有无影响测量血压准确性的因素存在
3. 患者的心理状态、合作程度

1. 携用物至床旁，核对，做好解释
2. 患者取坐位或仰卧位（坐位时手臂平第4肋，仰卧位时手臂平腋中线）
3. 选择手臂，卷袖（必要时脱袖），露出上臂，肘部伸直，掌心向上，自然放置
4. 放置好血压计，开启水银槽开关，驱尽袖带内空气，平整地缠于上臂中部，袖带下缘距肘窝2~3cm，松紧度以能塞入一指为宜
5. 将听诊器胸件放于肱动脉搏动最明显处，一手稍加固定，另一手握输气球，关闭压力阀门

操作程序

6. 充气至动脉搏动音消失后再升高20~30mmHg
7. 缓慢放气，以每秒4mmHg的速度为宜，双眼平视汞柱所指水银刻度并注意动脉搏动音的变化
8. 当听到第一声搏动音，此时水银柱所对应刻度即为收缩压；随后搏动逐渐减弱，当搏动音突然减弱或消失时，水银柱对应刻度即为舒张压

安置处理

1. 整理床单位，协助患者取舒适卧位
2. 将测得的呼吸值填写在体温单上

洗手记录

（二）操作要点

1. **体温的测量**：测量前，先清点体温计总数，检查体温计是否完好，水银柱是否在35℃以下。

（1）口腔测温法：①将口表水银端斜放于舌下热窝，即舌系带两侧。②嘱患者紧闭口唇含住口表，用鼻呼吸，勿用牙咬，不要说话。③3分钟后取出。

（2）腋下测温法：①协助患者解开衣扣，擦干腋窝汗液，将体温计水银端放于腋窝深处，使之紧贴皮肤。②嘱患者屈臂过胸夹紧体温计，不能合作的患者应协助夹紧手臂。③10分钟后取出。

（3）直肠测温法：①协助患者侧卧、俯卧或屈膝仰卧位，露出臀部。②润滑肛表水银端，将其轻轻插入肛门3～4cm。③3分钟后取出。

2. **脉搏的测量**应注意以下几个要点。

（1）测量前30分钟无过度活动，无紧张、恐惧等。

（2）将示指、中指、无名指并拢，指端轻按于桡动脉处，按压的力量大小以能清楚触到搏动为宜。

（3）正常脉搏计数30秒，并将所测得数值乘以2，即为脉率。如脉搏异常或危重患者等应测1分钟。若脉搏细弱而触不清时，应用听诊器听心率1分钟代替触诊。

（4）脉搏短绌的测量：发现脉搏短绌患者，应由两名护士同时测量，一人听心率，另一人测脉率，由听心率者发出"起""停"口令，两人同时开始，测1分钟。记录方法：心率/脉率。

3. **呼吸的测量**应注意以下几个要点。

（1）护士在测量脉搏后，手仍按在患者手腕处保持诊脉姿势，以避免因患者紧张而影响检查结果。

（2）观察患者胸部或腹部起伏次数，一起一伏为一次，一般患者观察30秒，将测得数值乘以2，呼吸异常患者观察1分钟。

（3）危重或呼吸微弱患者，如不易观察，可用少许棉花置于患者鼻孔前，观察棉花被吹动的次数，计时1分钟。

4. **血压的测量**：测量常用部位有上肢肱动脉、下肢股动脉。

（1）测量前：①嘱患者休息20～30分钟，以消除劳累或缓解紧张情绪，防止影响血压值。②检查血压计，符合要求。袖带宽窄合适，玻璃管无裂隙，管道连接正确，水银充足，橡胶管和输气球不漏气。

（2）袖带下缘距肘窝2～3cm，松紧度以能放入一指为宜。

（3）在袖带下缘将听诊器胸件紧贴肱动脉搏动最强点（勿塞在袖带内），握住输气球向袖带内打气至肱动脉搏动音消失，再上升20～30mmHg（2.67～4.00kPa）。

（4）松开气门，使汞柱缓慢下降，速度为4mmHg/s，并注视汞柱所指的刻度，当从听诊器中听到第一声搏动音时汞柱所指刻度，即为收缩压；随后搏动音逐渐增强，当搏动音突然变弱或消失时汞柱所指刻度为舒张压。

（5）测量完毕，驱除袖带内余气，整理袖带放回盒内适当位置，将血压计向右倾斜45°角关闭水银槽开关，以防止水银倒流，关闭血压计盒盖。

（6）记录方法：收缩压/舒张压。读血压数值时，应先读收缩压，后读舒张压。如变音和消失音之间有差异时，两个读数都应记录。

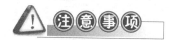

（一）体温的测量

1. 测量体温前后，应清点体温计总数。甩体温计时要用腕部力量，勿触及他物，以防撞碎。切忌把体温计放入热水中清洗或放在沸水中煮，以防爆裂。

2. 根据患者病情选择合适的测量体温的方法：①婴幼儿、精神异常、昏迷、口鼻腔手术以及呼吸困难、不能合作的患者，不宜测口腔温度。②消瘦不能夹紧体温计、腋下出汗较多者，以及腋下有炎症、创伤或手术的患者不宜使用腋下测温法。③直肠或肛门手术、腹泻以及心肌梗死的患者不宜使用直肠测温法。

3. 患者进食、饮水，或进行蒸汽吸入、面颊冷热敷等，须隔 30 分钟后测口腔温度；腋窝局部冷热敷应隔 30 分钟再测量腋温；灌肠、坐浴后须隔 30 分钟，方可经直肠测温。

4. 测口温时，当患者不慎咬破体温计时，应立即清除玻璃碎屑，以免损伤唇、舌、口腔、食管及胃肠道的黏膜；口服牛奶或蛋清以延缓汞的吸收；在病情允许的情况下，可服大量粗纤维食物（如韭菜等），以加速汞的排出。

5. 凡给婴幼儿、昏迷、危重患者及精神异常者测体温时，应有专人看护，以免发生意外。

6. 如发现体温与病情不相符合，应守在患者身旁重新测量，必要时可同时测口温和肛温做对照。

（二）脉搏的测量

1. 不可用拇指诊脉，以防拇指小动脉搏动与患者脉搏相混淆。

2. 为偏瘫患者测脉搏，应选择健侧肢体。

（三）呼吸的测量

1. 测量呼吸频率时应同时注意观察呼吸的节律、深浅度、声音及气味等变化。

2. 因为呼吸可受意识控制，因此测量呼吸时应注意不要让患者察觉。

（四）血压的测量

1. 需要密切观察血压的患者，应做到"四定"，即定时间、定部位、定体位、定血压计，以确保所测血压的准确性及可比性。

2. 测血压时，血压计"0"点应与心脏、肱动脉在同一水平位上。坐位时肱动脉平第 4 肋软骨，仰卧位时肱动脉平腋中线水平。

3. 排除袖带因素干扰：①根据所测部位选择合适的袖带，袖带过宽时测得的血压值偏低，袖带过窄时测得的血压值偏高。②所缠袖带应松紧合适，过紧使血管在袖带未充气前已受压，测得的血压值偏低；过松则使袖带呈气球状，导致有效测量面积变窄，测得的血压值偏高。

4. 打气不可过猛、过高，以免水银溢出，影响测量结果及患者舒适度。水银柱出现气泡，应及时调节、检修。

5. 当发现血压异常或听不清时，应重测血压。注意应先将袖带内的气体驱尽，使汞柱降至"0"点，稍待片刻，再进行测量。

6. 为偏瘫患者测血压，应选择健侧。因患侧血液循环障碍，不能真实地反映血压的动态变化。

操作沟通范例

【案例】

杨某，女，30 岁。主诉：停经 37 周，双下肢水肿 1 周。门诊检查：胎心正常，无宫缩，BP 145/95mmHg，尿蛋白（±）。初步诊断：①37 周妊娠；②子痫前期（轻度）。收住院，安排住 8 床，将测量体温、脉搏、呼吸、血压。

1. 操作前解释：杨姐，您好！我是当班护士小张，您的床位安排在 8 床，我带您去床上休息，20 分钟后我给您测量体温、脉搏、呼吸、血压，为您的诊断和治疗提供依据，因为您刚上楼，立即测量会有误差。现在您好好休息，有什么不舒服，请按这儿的呼叫器，好吗？（好的）

2. 操作中指导：杨姐，现在开始测量了，请您平卧。先给您测量体温，体温计放在左侧腋下（以便右侧测量血压）。您腋下是否干燥？若湿润，我帮您擦干再测。请您将手臂弯曲，掌心贴胸，夹紧体温计，10 分钟后看结果，好吗？杨姐，请您把右手腕伸直，掌心稍侧向下，我给您数脉搏。

现在测量血压，我帮您把袖子向上卷，请您把手放平，手臂会有些胀（血压计袖带充气时），很快就会好的。杨姐，您先休息，过几分钟后我来看体温测量结果。杨姐，体温测量时间到了，我看看体温计。

3. 操作后嘱咐：杨姐，您的体温、脉搏、呼吸均正常，只有血压比正常稍高一些，医生一会儿就来看您。您自己要注意胎动，多取左侧卧位，同时注意休息，减少活动；饮食方面多食用些牛奶、豆制品、瘦肉、鱼、蔬菜、水果等。有什么不舒服，请及时告诉我，我也会随时来看您，谢谢您的配合。

附：生命体征的测量考核评分标准

项目		项目总分	操作要求	评分等级及分值				实际得分	备注
				A	B	C	D		
仪表		5	工作衣、帽、鞋穿戴整齐	5	4	3	0～2		
操作前准备		10	备齐用物	5	4	3	0～2		
			评估患者，核对解释	5	4	3	0～2		
操作过程	体温测量	15	暴露腋窝，擦干汗水	5	4	3	0～2		
			测量方法正确	5	4	3	0～2		
			测量结果正确	5	4	3	0～2		
	脉搏测量	15	协助患者取坐位或卧位，手臂放于舒适位置，腕部伸展	5	4	3	0～2		
			测量方法正确	5	4	3	0～2		
			测量结果正确（误差小于4次/分）	5	4	3	0～2		
	呼吸测量	15	测量呼吸时保持测量脉搏姿势	5	4	3	0～2		
			测量呼吸方法正确	5	4	3	0～2		
			测量结果正确	5	4	3	0～2		
	血压测量	20	协助患者取坐位或卧位，手臂位置放置正确	5	4	3	0～2		
			血压计放置合适	5	4	3	0～2		
			测量血压方法正确	5	4	3	0～2		
			测量结果正确	5	4	3	0～2		
操作后		10	安置患者，整理床单位	5	4	3	0～2		
			记录方法正确	5	4	3	0～2		
质量要求		10	动作轻、稳、有条不紊	5	4	3	0～2		
			操作顺序流畅，方法、步骤正确	5	4	3	0～2		
总计		100							

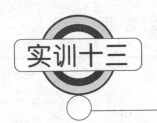

实训十三 热水袋使用法

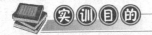

学会热水袋使用方法。

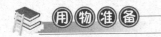

护理车上备热水袋及套、水温计、毛巾，另备热水。

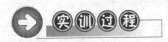

1. 观看录像视频，教师总结操作要领。
2. 教师交代实训要求、注意事项并示教。
3. 教师巡视，随时矫正不规范的操作。
4. 集中讲评本次的训练情况。

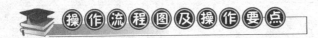

（一）操作流程图

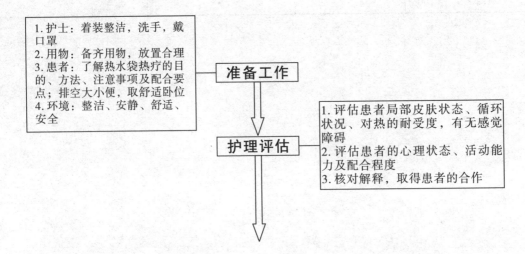

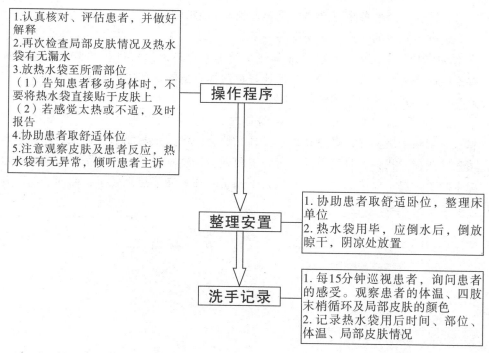

（二）操作要点

1. 热水袋用于解痉、镇痛时，不超过 30 分钟；用于保暖时，应保持水温。

2. 热水袋套外包毛巾或布袋，不可直接接触皮肤，以免烫伤。

3. 每 15 分钟巡视患者，询问患者的感受。观察患者的体温、四肢末梢循环及局部皮肤的颜色。记录热水袋用后时间、部位、体温、局部皮肤情况。

4. 热水袋用毕，应倒水后，倒放晾干，阴凉处放置。

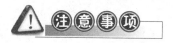

1. 水温的选择：清醒合作者，60～70℃；意识/精神障碍、感觉迟钝、老年、婴幼儿、麻醉未清醒患者，应谨慎使用热水袋，水温＜50℃。

2. 热水灌至 1/2～2/3 容量驱尽袋中空气，塞紧袋盖或袋塞，倒提热水袋检查有无漏水。

3. 软组织损伤或扭伤后，48 小时内禁用热敷。

4. 使用热水袋时，严格交接班。发现局部皮肤出现潮红、疼痛时应立即停止使用热水袋，给予相应的处理，并做好记录。

操作沟通范例

【案例】

患者，王某，女，60 岁，子宫肌瘤术后，麻醉清醒，体温不升，伴有寒战。

1. 操作前解释：王阿姨，您好，您现在感觉怎么样？伤口还疼吗？哦，还行……您说感觉比较冷，那我一会准备个热水袋放您足底给您保暖，我先观察一下您足部皮肤的情况。好了，我先去准备热敷的用物，请您稍等一下。

2. 操作中指导：王阿姨，我已经准备好用物了，现在来给您进行热敷。您这么躺着舒服吗？要不要改变姿势？哦，不用……那让我再次检查您的足部皮肤情况，很好，现在我把热水袋放在您的足底，这样您感觉好点吗？

3. 操作后嘱咐：王阿姨，如果您移动身体时，不要将热水袋直接贴于皮肤上，感觉太热时，就及时把热水袋移开，以免烫伤。另外，我会经常过来看您的，如果有什么事需要我帮助，请按呼叫器，我会及时过来的。……王阿姨，您感觉身子暖和些了吗？现在热水袋的温度已经下降了，要不要给您换一个？哦，不用了。那我撤下热水袋了，谢谢您的配合。不打扰您了。您好好休息吧。

附：热水袋使用法考核评分标准

项目	项目总分	操作要求	评分等级及分值				实际得分	备注
			A	B	C	D		
仪　表	5	工作衣、帽、鞋穿戴整齐，洗手	5	4	3	0～2		
操作前准备	10	评估患者：了解患者的身体状况，了解患者局部皮肤情况，组织状况	5	4	3	0～2		
		向患者解释，取得患者配合	5	4	3	0～2		
操作过程	60	核对医嘱，核对患者后，进行环境准备，关闭门窗，保证室内温、湿度适宜，为患者进行遮挡	5	4	3	0～2		
		测量、调节水温	10	8	6	0～4		
		备热水袋 ①灌袋：放平热水袋、去塞，一手持袋口边，一手灌水至1/2～2/3满 ②驱气：缓慢放平热水袋，排出袋内空气并拧紧塞子 ③检查：用毛巾擦干热水袋，倒提、检查 ④加套：将热水袋装入布套	20	12	9	0～6		
		携用物至床旁，核对患者	5	4	3	0～2		
		将热水袋放于所需部位，袋口朝患者身体外侧，使用时间不超过30分钟	10	8	6	0～3		
		用毕，取出热水袋，将热水袋内水倒空，倒挂晾干，存放阴凉处备用，布套洗净备用。整理好床单位，协助患者取舒适卧位，了解患者的感受，询问感觉有无不适	5	4	3	0～2		
		记录热水袋用后时间、部位、体温、局部皮肤情况	5	4	3	0～2		
操作后	5	安置舒适卧位，整理床单位，用物清洗消毒恰当	5	4	3	0～2		
护患沟通	10	操作过程中与患者沟通充分，患者配合良好；操作中密切观察病情	10	8	6	0～4		
操作熟练程度	5	动作轻巧、稳重、有条不紊	5	4	3	0～2		
操作质量	5	操作过程熟练，严格遵守操作原则	5	4	3	0～2		
总　计	100							

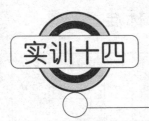

实训十四 冰袋、冰囊使用法

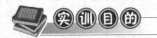

学会冰袋、冰囊使用方法。

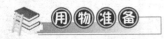

1. 治疗盘内备冰袋或冰囊、布套、毛巾、帆布袋、木槌。
2. 治疗盘外备冰块、盆、冷水、漏勺、手消毒液。

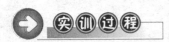

1. 观看录像视频，教师总结操作要领。
2. 教师交代实训要求、注意事项并示教。
3. 教师巡视，随时评价矫正不规范的操作。
4. 集中讲评本次的训练情况。

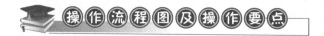

（一）操作流程图

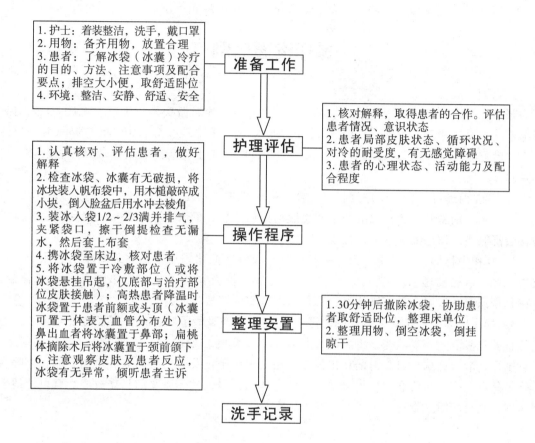

1.护士：着装整洁，洗手，戴口罩 2.用物：备齐用物，放置合理 3.患者：了解冰袋（冰囊）冷疗的目的、方法、注意事项及配合要点；排空大小便，取舒适卧位 4.环境：整洁、安静、舒适、安全	**准备工作**
	护理评估 1.核对解释，取得患者的合作。评估患者情况、意识状态 2.患者局部皮肤状态、循环状况、对冷的耐受度，有无感觉障碍 3.患者的心理状态、活动能力及配合程度
1.认真核对、评估患者，做好解释 2.检查冰袋、冰囊有无破损，将冰块装入帆布袋中，用木槌敲碎成小块，倒入脸盆后用水冲去棱角 3.装冰入袋1/2~2/3满并排气，夹紧袋口，擦干倒提检查无漏水，然后套上布套 4.携冰袋至床边，核对患者 5.将冰袋置于冷敷部位（或将冰袋悬挂吊起，仅底部与治疗部位皮肤接触）；高热患者降温时冰袋置于患者前额或头顶（冰囊可置于体表大血管分布处）；鼻出血者将冰囊置于鼻部；扁桃体摘除术后将冰囊置于颈前颌下 6.注意观察皮肤及患者反应，冰袋有无异常，倾听患者主诉	**操作程序**
	整理安置 1.30分钟后撤除冰袋，协助患者取舒适卧位，整理床单位 2.整理用物、倒空冰袋，倒挂晾干
	洗手记录

（二）操作要点

1. 根据冷疗的不同目的掌握时间。用于治疗以不超过 30 分钟为宜；降温 30 分钟后需延长时间使用时，中间应间隔 30~60 分钟，且需每 2 小时更换冰袋一次，以防发生继发反应。随时观察效果与反应，一旦发现有局部皮肤发紫、麻木感，应立即停止使用冰袋，防止冻伤。

2. 告知患者冰袋、冰囊降温的目的及有关注意事项，高热期间保证摄入足够的水分。

3. 告知患者在高热期间采取正确的通风散热方法，避免捂盖。

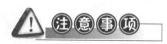

1. 随时检查冰袋、冰囊、化学制冷袋有无破损漏水现象，布套潮湿后应当立即更换。冰融化后应立即更换。

2. 观察患者皮肤状况，严格交接班制度，如患者发生局部皮肤苍白、青紫或者有麻木感时，应立即停止使用，防止冻伤发生。

3. 使用时间一般为 10 ~ 30 分钟，或遵医嘱执行。

4. 冰袋压力不宜过大，以免影响血液循环。

5. 如用于降温，冰袋使用后 30 分钟需测量体温，并做好记录。

6. 禁用部位为枕后、耳郭、心前区、腹部、阴囊及足底部位。

操作沟通范例

【案例】

张某，女，29 岁，教师。主诉：4 天前出现发热，伴轻微头晕，干咳、无痰，1 天前感咽部不适、发热加重。查体：T 39.7℃，P 108 次/分，R 22 次/分，BP 100/70mmHg。急性病容，咽充血（＋＋＋），扁桃体 I°肿大。初步诊断：①上呼吸道感染；②高热。医嘱：冰袋降温。

1. 操作前解释：张女士您好！我是今天的值班护士小王，现在您的体温为 39.7℃，很难受，是吗？别紧张，我在您的腋下及腹股沟处放冰袋，额头上敷冷毛巾，给您降温，这样您就会舒服些，请您配合一下，好吗？

2. 操作中指导：张女士，来，我帮您解开衣服，把冰袋放上，冰袋要放在这几个位置效果才好，请您别挪动。有一点凉的感觉，是吗？不要紧，30 分钟后我来给您测量体温，现在我帮您穿好衣服，您好好休息，有什么不舒服的请按呼叫器。

3. 操作后嘱咐：张女士，您的体温降至 38℃，舒服些了吗？现在可以撤去冰袋了，您近几日宜吃些清淡、易消化、少刺激、营养丰富的食物，如稀饭、牛奶、豆浆等，多喝水；注意刷牙、漱口，保持口腔清洁；出汗多时用毛巾擦干，及时更换内衣，避免着凉；上呼吸道感染是常见病，只要您积极配合治疗，注意休息，很快就会康复的！您放心。有事情请按呼叫器，我会随时来看您。

附：冰袋、冰囊使用法考核评分标准

项目	项目总分	操作要求	评分等级及分值				实际得分	备注
			A	B	C	D		
仪表	5	工作衣、帽、鞋穿戴整齐，洗手	5	4	3	0～2		
操作前准备	10	评估患者：了解患者的身体状况，了解患者局部皮肤情况，组织状况	5	4	3	0～2		
		向患者解释，取得患者配合	5	4	3	0～2		
操作过程	60	核对医嘱，核对患者后，进行环境准备，关闭门窗，保证室内温度适宜，为患者进行遮挡	5	4	3	0～2		
		检查冰袋、冰囊有无破损，将冰块装入帆布袋中，用木槌敲碎成小块，倒入脸盆后用水冲去棱角，以免损坏冰袋	15	9	6	0～3		
		装冰入袋1/2～2/3满并排气，夹紧袋口，擦干倒提检查无漏水，然后套上布套	15	9	6	0～3		
		携冰袋至床旁，核对患者	5	4	3	0～2		
		将冰袋置于所需部位，高热降温时，冰袋置于前额、头顶部或体表大血管处如颈部、腋窝、腹股沟等	10	8	6	0～3		
		用毕，将袋内冰水倒空，倒挂晾干，存放阴凉处备用，布套洗净备用。整理好床单位，协助患者取舒适卧位，了解患者的感受，询问感觉有无不适	5	4	3	0～2		
		记录患者用冰部位、时间、效果、反应等。降温后的体温记录在体温单上	5	4	3	0～2		
操作后	5	安置舒适卧位，整理床单位，用物清洗消毒恰当	5	4	3	0～2		
护患沟通	10	操作过程中与患者沟通充分，患者配合良好；操作中密切观察病情	10	8	6	0～4		
操作熟练程度	5	动作轻巧、稳重、有条不紊	5	4	3	0～2		
操作质量	5	操作过程熟练，严格遵守操作原则	5	4	3	0～2		
总计	100							

乙醇擦浴法

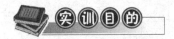

学会乙醇擦浴法的具体操作方法。

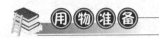

1. 治疗车上层：治疗盘内备热水袋及套、冰袋及布套、小毛巾 2 块、大浴巾。治疗盘外备小盆（内盛 25%～35% 乙醇 200～300ml 或温水 2/3 满，水温 24～32℃），手消毒剂。

2. 治疗车下层：便盆、便盆巾、生活垃圾桶、医用垃圾桶。

3. 必要时备干净衣裤、大单、被套、屏风。

1. 观看乙醇擦浴视频，教师示教，并讲解操作要领。

2. 教师交代实训要求与注意事项，分组训练，角色扮演。

3. 教师巡视，随时评价矫正不规范的操作。

4. 集中讲评本次实训的情况。

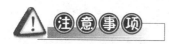 操作流程图及操作要点

（一）操作流程图

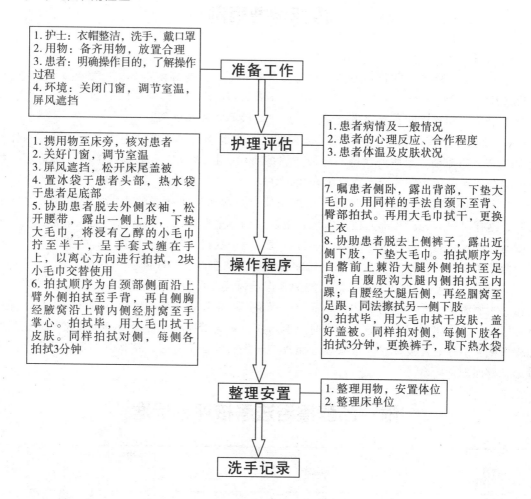

准备工作

1.护士：衣帽整洁，洗手，戴口罩
2.用物：备齐用物，放置合理
3.患者：明确操作目的，了解操作过程
4.环境：关闭门窗，调节室温，屏风遮挡

护理评估

1.患者病情及一般情况
2.患者的心理反应、合作程度
3.患者体温及皮肤状况

操作程序

1.携用物至床旁，核对患者
2.关好门窗，调节室温
3.屏风遮挡，松开床尾盖被
4.置冰袋于患者头部，热水袋于患者足底部
5.协助患者脱去外侧衣袖，松开腰带，露出一侧上肢，下垫大毛巾，将浸有乙醇的小毛巾拧至半干，呈手套式缠在手上，以离心方向进行拍拭，2块小毛巾交替使用
6.拍拭顺序为自颈部侧面沿上臂外侧拍拭至手背，再自侧胸经腋窝沿上臂内侧经肘窝至手掌心。拍拭毕，用大毛巾拭干皮肤。同样拍拭对侧，每侧各拍拭3分钟

7.嘱患者侧卧，露出背部，下垫大毛巾。用同样的手法自颈下至背、臀部拍拭。再用大毛巾拭干，更换上衣
8.协助患者脱去上侧裤子，露出近侧下肢，下垫大毛巾。拍拭顺序为自髂前上棘沿大腿外侧拍拭至足背；自腹股沟大腿内侧拍拭至内踝；自腰经大腿后侧，再经腘窝至足跟，同法擦拭另一侧下肢
9.拍拭毕，用大毛巾拭干皮肤，盖好盖被。同样拍对侧，每侧下肢各拍拭3分钟，更换裤子，取下热水袋

整理安置

1.整理用物，安置体位
2.整理床单位

洗手记录

（二）操作要点

1. 指导患者在高热期间采取正确的通风散热方法，避免捂盖。

2. 告知患者乙醇擦浴降温的目的及有关的注意事项。

⚠ 注意事项

1. 乙醇温度应接近体温，避免过冷刺激。

2. 擦浴时，以拍拭方式进行，不用按摩方式。擦拭腋窝、肘窝、腹股沟、腘窝等血管丰富处，应适当延长时间，以利增加散热。

3. 禁擦拭后项、胸前区、腹部和足底等处，以免引起不良反应。

4. 擦浴过程中，应随时观察患者情况，如出现寒战、面色苍白、脉搏及呼吸异常时，

应立即停止，并及时与医生联系。

5. 擦浴后 30 分钟测量体温并记录，如体温降至 39℃ 以下，可取下头部冰袋。

6. 血液病患者及新生儿禁用乙醇擦浴。

操作沟通范例

【案例】

张某，女，36 岁。主诉：发热，伴轻微头晕 3 天，加重伴咽部不适、发热 1 天。查体：T 39.7℃，P 108 次/分，R 22 次/分，BP 100/70mmHg。急性病容，咽充血（＋＋＋），扁桃体 I° 肿大。初步诊断：上呼吸道感染；高热。医嘱：乙醇擦浴。

1. 操作前解释：您好！请问您叫什么名字？我是今天的当班护士小李。您现在的体温是 39.7℃，很难受，是吗？我用乙醇帮您擦擦身子，擦拭后您会觉得凉凉的，很舒服，擦之前我会用屏风遮挡好，请您放心配合我，好吗？

2. 操作中指导：张女士，您好！在擦拭前，我把冰袋放在您的头部，热水袋放在您的足部，这样可以减轻您头部充血的情况，增加您的舒适感。来，我帮您把上衣解开，现在开始擦拭，擦拭过程中有什么不舒服，请告诉我。……我已经给您擦拭完了，感觉怎么样？现在舒服些了吗？30 分钟后，我会来给您测量体温，现在请您好好休息。

3. 操作后嘱咐：张女士，您好，您的体温已降至 38.2℃，您近几日宜多吃些清淡、易消化、少刺激、营养丰富的食物，如稀饭、豆浆、牛奶等，多喝水；注意刷牙、漱口，保持口腔清洁；出汗多时用毛巾擦干，及时更换内衣，避免着凉；上呼吸道感染是常见病，只要您积极配合治疗，注意休息，很快就会康复的。您有什么不舒服，请按呼叫器，我会随时来看您，感谢您的配合。

附：乙醇擦浴法考核评分标准

项目	项目总分	操作要求	评分等级及分值				实际得分	备注
			A	B	C	D		
仪表	5	工作衣、帽、鞋穿戴整齐，洗手	5	4	3	0~2		
操作前准备	5	评估患者：了解患者的身体状况，了解患者局部皮肤情况，组织状况。向患者解释，取得患者配合	5	4	3	0~2		
操作过程	65	核对医嘱，核对患者后进行环境准备，关闭门窗，保证室内温度适宜，为患者进行遮挡	5	4	3	0~2		
		置冰袋于患者头部、热水袋于患者足底部	10	8	6	0~3		
		协助患者脱去外侧衣袖，松开腰带，露出一侧上肢，下垫大毛巾，将浸有乙醇的小毛巾拧至半干，呈手套式缠在手上，以离心方向进行拍拭，2 块小毛巾交替使用	10	8	6	0~3		

项目	项目总分	操作要求	评分等级及分值				实际得分	备注
			A	B	C	D		
操作过程	65	拍拭顺序为自颈部侧面沿上臂外侧拍拭至手背，再白侧胸沿上臂内侧经肘窝至手掌心。拍拭毕，用大毛巾拭干皮肤。同法拍拭对侧，每侧各拍拭 3 分钟	10	8	6	0～3		
		嘱患者侧卧，露出背部，下垫大毛巾。用同样的手法自颈下至背、臀部拍拭。再用大毛巾拭干，更换上衣	10	8	6	0～3		
		协助患者脱去上侧裤子，露出一侧下肢，下垫大毛巾。拍拭顺序为自髂前上棘沿大腿外侧拍拭至足背；自腹股沟大腿内侧拍拭至内踝；自腰经大腿后侧，再经腘窝至足跟	10	8	6	0～3		
		拍拭毕，用大毛巾拭干皮肤，盖好盖被。同法拍对侧，每侧下肢各拍拭 3 分钟，更换裤子，取下热水袋	10	8	6	0～3		
操作后	5	安置舒适卧位，整理床单位，用物清洗消毒恰当	5	4	3	0～2		
护患沟通	5	操作过程中与患者沟通充分，患者配合良好；操作中密切观察病情	5	4	3	0～2		
操作熟练程度	5	动作轻巧、稳重、有条不紊、省力	5	4	3	0～2		
操作质量	10	无过多翻身和暴露，未受凉，用力适当，擦洗彻底，操作流畅	10	8	6	0～3		
总计	100							

实训十六　鼻饲法

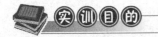

1. 通过训练学会鼻饲法的正确插管方法，并能应用于护理实践中。
2. 学会为清醒、昏迷患者进行鼻饲。
3. 学会三种判断胃管在胃内的方法。

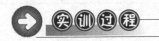

1. 治疗车上层：无菌治疗盘，盘内备治疗碗、一次性胃管、镊子、压舌板、50ml 注射器、无菌巾；盘外备治疗巾、石蜡油、纱布、棉签、胶布、橡皮圈、安全别针、听诊器、手电筒、弯盘、流质饮食（38~40℃）、温开水。拔管时，治疗盘内备治疗碗（内有纱布）、松节油、乙醇、棉签、弯盘、治疗巾、漱口杯（内盛温开水）。
2. 治疗车下层：水桶、生活垃圾桶、医用垃圾桶。

1. 观看录像视频，教师总结操作要领。
2. 教师交代实训要求与注意事项：全班学生分为两个大组，教师分组示教。示教结束，每个大组 4~6 人组成一个合作小组，学生互作角色扮演、练习。
3. 教师巡视，随时评价矫正不规范的操作。
4. 集中讲评本次的训练情况。

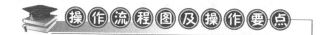

（一）操作流程图

```
┌─────────────────────────────────┐
│ 1.护士：衣帽整洁、洗手、戴口罩       │
│ 2.用物：备齐用物，放置合理          │          ┌──────────┐
│ 3.患者：明确操作目的，了解操作过程， │ ────────→ │ 准备工作  │
│ 有活动义齿和戴眼镜者应取下           │          └──────────┘
│ 4.环境：整洁、安静、明亮、舒适       │
└─────────────────────────────────┘
```

┌──────────┐
│ 护理评估 │
└──────────┘

1.患者意识及治疗情况
2.患者心理状态、合作程度，有无鼻饲经历
3.患者鼻腔黏膜情况（有无炎症、肿

插管：
1.携用物至床旁，核对患者
2.安置卧位，颌下铺治疗巾，清洁鼻腔
3.润滑胃管前段
4.测量插管长度并做好标记。①前额发际至胸骨剑突；②由鼻尖经耳垂到胸骨剑突处的距离。一般成人插入长度为45～55cm（图16-1）
5.插管：将胃管沿一侧鼻腔插入15cm时嘱患者做吞咽动作，将胃管插入（成人）45～55cm。如出现恶心、呕吐，可暂停插管，嘱患者做深呼吸动作；若出现呛咳、发绀等情况，应立刻拔出，休息片刻再插；插入不畅时检查是否盘在口腔内，将导管拔出少许，再小心插入。昏迷患者插管：插管前应先撤去患者枕头，头向后仰，当胃管插入15cm时，将患者头部托起，使下颌靠紧胸骨柄，缓缓插入胃管至预定长度。检查胃管是否在胃内：①注射器接胃管回抽可见胃液；②将胃管开口放入水中无气泡逸出；③快速向胃内注入10ml空气，听诊器在胃部听到气过水声（图16-2）
6.用胶布将胃管固定于鼻翼及颊部
7.注入少量温开水，然后注入流食或药物，注入完毕，再注入少量温开水冲管
8.胃管开口反折，用纱布包好，夹紧，固定于患者肩部衣服或枕套上
9.洗手、整理用物，记录鼻饲流质的种类、量，患者的反应

┌──────────┐
│ 插管   │
└──────────┘

┌──────────┐
│ 拔管   │
└──────────┘

拔管：
1.携用物至床旁，核对，解释
2.置弯盘于患者颌下，揭去胶布，用纱布包裹胃管末端，在患者呼气时拔管，到咽喉处快速拔出（图16-3）
3.清洁患者口鼻、面部，擦去胶布痕迹，协助患者漱口

┌──────────┐
│ 整理安置 │
└──────────┘

1.整理用物、安置体位
2.整理床单位

┌──────────┐
│ 洗手记录 │
└──────────┘

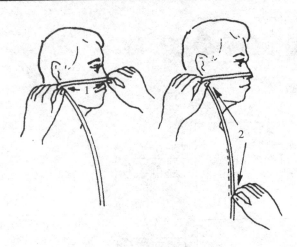

图 16 - 1　测量插管长度

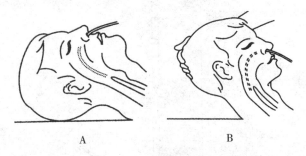

A   B

图 16 - 2　昏迷患者插管方法

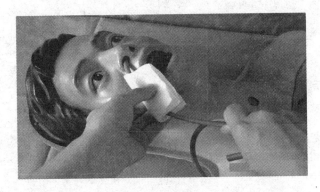

图 16 - 3　拔管方法

（二）操作要点

1. 测量插管长度的两种方法：①前额发际至胸骨剑突处；②由鼻尖经耳垂到胸骨剑突处的距离。一般成人插入长度为 45 ~ 55cm。

2. 确认胃管在胃内的方法有三种。①"一抽"：经胃管用注射器回抽有胃液；②"二看"：将胃管末端置于盛水的治疗碗内，无气泡逸出；③"三听"：置听诊器于患者胃区，快速向胃内注入 10ml 空气，听到气过水声。

3. 异常情况处理：插管过程若出现剧烈恶心、呕吐，可暂停插入，嘱患者做深呼吸动作；如患者出现咳嗽、呼吸困难、发绀等现象，表明胃管插入气管，应立即拔出，休息片刻后再重新插入；插入不畅时检查是否盘在口腔内，将胃管拔出少许，再小心插入。

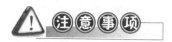 **注意事项**

1. 插管过程中患者出现呛咳、呼吸困难、发绀等，表示误入气管，应立即拔出，休息片刻重插。

2. 昏迷患者插管时，应将患者头向后仰，当胃管插入会厌部时（约15cm），左手托起头部，使下颌靠近胸骨柄，加大咽部通道的弧度，使管端沿后壁滑行，插至所需长度。

3. 每天检查胃管插入的深度，鼻饲前检查胃管是否在胃内，并检查患者有无胃潴留，胃内容物超过150ml时，应通知医生减量或者暂停鼻饲。

4. 鼻饲给药时应先研碎，溶解后注入，鼻饲前后均应用20ml水冲洗导管，防止管道堵塞。

5. 鼻饲混合流食，应当间接加温，以免蛋白凝固。

6. 对长期鼻饲患者，应当定期更换胃管。

操作沟通范例

【案例】

张某，男，68岁。主诉：左面颊部肿胀，伴咬颌部疼痛3天。查体：生命体征正常，左侧颊面部凸起，触及一大小为6cm×3cm包块，质硬，压之疼痛明显。诊断：左侧下颌骨含牙囊肿。手术：左侧下颌骨含牙囊肿切除术。术后医嘱：鼻饲，流质饮食。

1. 操作前解释：您好，请问您叫什么名字？您的手术很顺利，但手术后暂时不能经口进食，为了保证营养的供给，现要采用鼻饲，就是将一根细软的管子从您的鼻腔插入胃内，再将营养丰富的流质食物经管子注入胃内供给营养，插管时有点不舒服，但只要您按我说的配合我，很快就会完成的。请您别紧张，好吗？（好的）

2. 操作中指导：张大爷，为了便于胃管插入，我帮助您取半坐卧位，好吗？（好的）来，我先检查并清洁一下您的鼻腔，好吗？现在开始插管了，请您放松，我动作很轻柔，请您做吞咽动作。很好，有点恶心，是吗？请您张口呼吸，先休息一会儿，现在感觉好些了吗？请您再坚持一下。好，胃管已经插好了，张大爷，您有什么不舒服吗？鼻咽部有异物感是正常的，很快就适应了，现在我用胶布把管子固定好，并为您注入流质食物，食物的量和温度都是控制好的，请您放心。张大爷，食物已经灌注完毕，请您保持现在的体位25分钟左右，以防呕吐，以后每隔2小时灌注一次。

3. 操作后嘱咐：张大爷，根据您的病情，近几天您都要鼻饲，所以胃管需要保留一段时间，请您在翻身或起床活动时注意胃管，以免胃管脱落或移位，请您注意漱口，保持口腔清洁，坚持几天就好了。有什么事请按呼叫器，我也会随时来看您，您好好休息，谢谢您的配合。

附：鼻饲法考核评分标准

项目		项目总分	操作要求	评分等级及分值				实际得分	备注
				A	B	C	D		
仪表		4	工作衣、帽、鞋穿戴整齐，戴好口罩	4	3	2	1		
操作前准备		6	修剪指甲，洗手	2	2	1	1		
			备齐用物（同"用物准备"）	4	3	2	1		
操作过程	评估患者	10	询问患者身体状况，了解患者既往有无插管经历；向患者解释，取得患者合作	5	4	3	2		
			评估患者鼻腔状况，包括鼻腔黏膜有无肿胀、炎症、鼻中隔偏曲、鼻息肉等，既往有无鼻部疾患	5	4	3	2		
	插管	25	携用物至患者床旁，核对解释，协助患者取舒适卧位，颌下铺治疗巾，备好两条胶布，用湿棉签清洁鼻腔	10	8	6	4		
			检查胃管是否通畅，测量胃管插入长度并做标记，润滑胃管前端	5	4	3	2		
			一手持纱布托住胃管，另一手持镊子夹住胃管前端，沿一侧鼻腔轻轻插入	5	4	3	2		
			到15cm时嘱患者做吞咽动作，当患者做吞咽动作时，将胃管迅速向前推进	5	4	3	2		
	固定灌注	30	确定胃管在胃内后，用胶布固定胃管于鼻翼及面颊部	16	12	8	4		
			先注入少量温开水，再注入流质或药物，每次灌注完毕，必须反折胃管末端	9	6	3	0		
			注入完毕，再注入少量温开水	5	3	2	1		
	整理记录	10	将胃管末端抬高反折，用纱布包好，夹紧	2	2	1	1		
			用安全别针固定于枕旁	2	2	1	1		
			整理床单位，患者取舒适卧位，询问患者有无腹胀等腹部不适感觉，清理用物	4	3	2	1		
			记录插管时间、患者反应，饮食的种类和量	2	1	1	1		
指导患者		10	告知患者插胃管和鼻饲可能造成的不良反应、操作过程中的不适及配合方法	5	4	3	2		
			指导患者在恶心时做深呼吸或吞咽动作，告知患者带管过程中的注意事项，避免胃管脱出	5	4	3	2		
熟练程度		5	动作稳、准、轻、快，操作熟练	5	4	3	2		
总计		100							

实训十七　　　**不保留灌肠法**

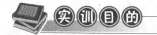

学会不保留灌肠法。

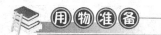

（一）大量不保留灌肠法

治疗车上层：治疗盘内备灌肠筒、肛管、血管钳、润滑剂、棉签、弯盘、卫生纸、橡胶单、治疗巾、水温计、一次性手套、灌肠液。治疗盘外备手消毒剂。

治疗车下层：便盆及便盆巾，生活垃圾桶，医用垃圾桶，屏风。

（二）小量不保留灌肠法

治疗车上层：治疗盘内备注洗器、量杯或小容量灌肠筒，遵医嘱备灌肠液、肛管、温开水 5～10ml、血管钳、润滑剂、棉签、弯盘、卫生纸、橡胶单、治疗巾、水温计、一次性手套等。治疗盘外备手消毒剂。

治疗车下层：便盆及便盆巾，生活垃圾桶，医用垃圾桶，屏风。

常用灌肠液："1、2、3"溶液（50% 硫酸镁 30ml、甘油 60ml、温开水 90ml），甘油 50ml 加等量温开水，各种植物油 120～180ml。溶液温度为 38℃。

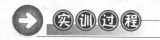

1. 观看录像视频，教师总结操作要领。
2. 教师交代实训要求、注意事项并示教。
3. 教师巡视，随时评价矫正不规范的操作。
4. 集中讲评本次的训练情况。

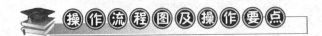

（一）操作流程图

大量不保留灌肠法操作流程图

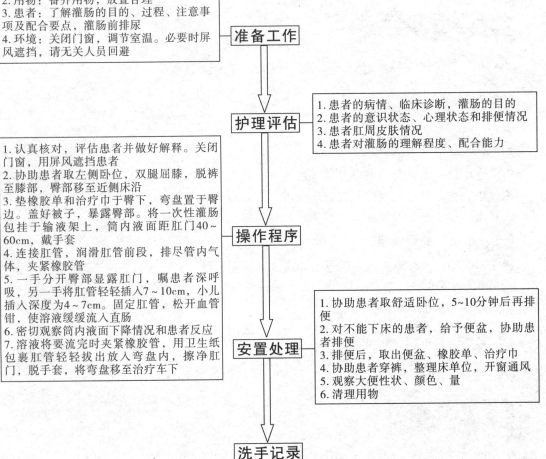

准备工作
1. 护士：着装整洁，洗手，戴口罩
2. 用物：备齐用物，放置合理
3. 患者：了解灌肠的目的、过程、注意事项及配合要点，灌肠前排尿
4. 环境：关闭门窗，调节室温。必要时屏风遮挡，请无关人员回避

护理评估
1. 患者的病情、临床诊断，灌肠的目的
2. 患者的意识状态、心理状态和排便情况
3. 患者肛周皮肤情况
4. 患者对灌肠的理解程度、配合能力

操作程序
1. 认真核对，评估患者并做好解释。关闭门窗，用屏风遮挡患者
2. 协助患者取左侧卧位，双腿屈膝，脱裤至膝部，臀部移至近侧床沿
3. 垫橡胶单和治疗巾于臀下，弯盘置于臀边。盖好被子，暴露臀部。将一次性灌肠包挂于输液架上，筒内液面距肛门40～60cm，戴手套
4. 连接肛管，润滑肛管前段，排尽管内气体，夹紧橡胶管
5. 一手分开臀部显露肛门，嘱患者深呼吸，另一手将肛管轻轻插入7～10cm，小儿插入深度为4～7cm。固定肛管，松开血管钳，使溶液缓缓流入直肠
6. 密切观察筒内液面下降情况和患者反应
7. 溶液将要流完时夹紧橡胶管，用卫生纸包裹肛管轻轻拔出放入弯盘内，擦净肛门，脱手套，将弯盘移至治疗车下

安置处理
1. 协助患者取舒适卧位，5～10分钟后再排便
2. 对不能下床的患者，给予便盆，协助患者排便
3. 排便后，取出便盆、橡胶单、治疗巾
4. 协助患者穿裤，整理床单位，开窗通风
5. 观察大便性状、颜色、量
6. 清理用物

洗手记录

小量不保留灌肠法操作流程图

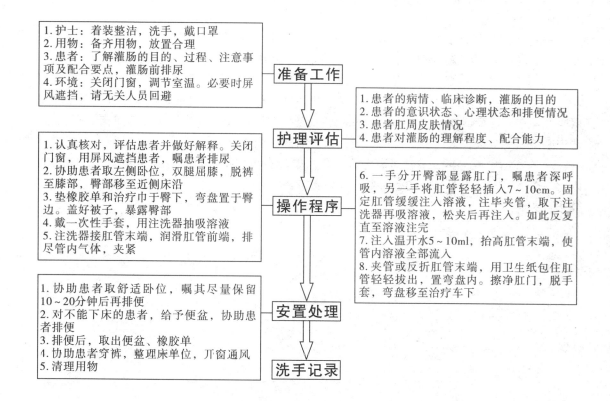

1.护士：着装整洁，洗手，戴口罩
2.用物：备齐用物，放置合理
3.患者：了解灌肠的目的、过程、注意事项及配合要点，灌肠前排尿
4.环境：关闭门窗，调节室温。必要时屏风遮挡，请无关人员回避

准备工作

1.患者的病情、临床诊断，灌肠的目的
2.患者的意识状态、心理状态和排便情况
3.患者肛周皮肤情况
4.患者对灌肠的理解程度、配合能力

护理评估

1.认真核对，评估患者并做好解释。关闭门窗，用屏风遮挡患者，嘱患者排尿
2.协助患者取左侧卧位，双腿屈膝，脱裤至膝部，臀部移至近侧床沿
3.垫橡胶单和治疗巾于臀下，弯盘置于臀边。盖好被子，暴露臀部
4.戴一次性手套，用注洗器抽吸溶液
5.注洗器接肛管末端，润滑肛管前端，排尽管内气体，夹紧

操作程序

6.一手分开臀部显露肛门，嘱患者深呼吸，另一手将肛管轻轻插入7～10cm。固定肛管缓缓注入溶液，注毕夹管，取下注洗器再吸溶液，松夹后再注入。如此反复直至溶液注完
7.注入温开水5～10ml，抬高肛管末端，使管内溶液全部流入
8.夹管或反折肛管末端，用卫生纸包住肛管轻轻拔出，置弯盘内。擦净肛门，脱手套，弯盘移至治疗车下

1.协助患者取舒适卧位，嘱其尽量保留10～20分钟后再排便
2.对不能下床的患者，给予便盆，协助患者排便
3.排便后，取出便盆、橡胶单
4.协助患者穿裤，整理床单位，开窗通风
5.清理用物

安置处理

洗手记录

（二）操作要点

1. 肠道抗感染以晚上睡觉前灌肠为宜，因为此时活动减少，药液易于保留吸收。

2. 慢性细菌性痢疾，病变部位多在直肠或乙状结肠，取左侧卧位。阿米巴痢疾病变多在回盲部，取右侧卧位，以提高疗效。

3. 抬高臀部10cm，防止药液溢出。

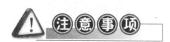

1. 了解灌肠目的和病变部位，以确定患者的卧位和插入肛管的深度。

2. 灌肠前应嘱患者排便，肛管要细，插管要深，液量不宜过多，压力要低，灌入速度宜慢，使灌入药液能保留较长时间，利于肠黏膜充分吸收。

3. 肛门、直肠、结肠手术患者及大便失禁患者不宜做保留灌肠。

操作沟通范例

【案例】

李某，男，68岁。因滑倒致股骨颈骨折入院进行了手术，术后4天未排大便。感觉腹

痛、腹胀、乏力。经评估李大爷入院前排便较规律，术后身心疲惫，担心不能恢复到伤前的行走能力，情绪较低沉，食欲不佳，进食、饮水都较少。触诊腹部硬实且紧张。医嘱：肥皂水灌肠。

1. 操作前解释：李大爷，您好！我是今天的当班护士小杨，因为您4天未解大便，现在要用肥皂水为您灌肠，好吗？不用紧张，我保证操作很轻，请您放心，希望您能配合。

2. 操作中指导：李大爷，请您向左侧卧，双腿屈曲（协助患者取适当体位）。请您放松，插管时我会很轻的。很好，您配合得很好、很顺利，管子已经插进去了。您有什么不舒服吗？现在开始灌液体了，如感到有些腹胀，您可以做张口呼吸，放松腹部肌肉。李大爷，请您坚持一下，很快就结束了（同时观察患者的病情变化）。

3. 操作后嘱咐：李大爷，谢谢您的配合，您现在可以取平卧位，保留液体5~10分钟以上。李大爷，呼叫器就放在您的枕边，如有需要，请按呼叫器，我会及时来看您的，谢谢合作！

附：不保留灌肠考核评分标准

项目	项目总分	操作要求	评分等级及分值				实际得分	备注
			A	B	C	D		
仪表	5	工作衣、帽、鞋穿戴整齐，洗手，戴口罩	5	4	3	0～2		
操作前准备	14	评估患者意识、自理能力、理解合作程度，有无禁忌证	5	4	3	0～2		
		备齐用物，放置合理	4	3	2	0～1		
		溶液量、水温适宜	5	4	3	0～2		
操作过程	57	核对患者，做好解释	4	3	2	0～1		
		关门窗，屏风遮挡	3	2	1	0		
		体位正确，臀部抬高10cm	3	2	1	0		
		臀下铺巾，置弯盘	3	2	1	0		
		吸溶液，连接肛管，润滑肛管，夹紧	5	4	3	0～2		
		排尽空气（方法正确，不湿衣单、地面）	6	2	1	0		
		插管手法正确、动作轻	4	3	2	0～1		
		肛管插入深度适宜	3	2	1	0		
		液面距肛门高度适宜，缓慢灌入	5	4	3	0～2		
		注入温开水5～10ml冲管	5	4	3	0～2		
		拔管方法正确，无滴液	5	4	3	0～2		
		擦净肛门，轻轻按揉	3	2	1	0		
		嘱患者忍耐，保留5～10分钟	4	3	2	0～1		
		肛管放置妥当	4	3	2	0～1		
操作后	9	安置患者于舒适卧位	3	2	1	0		
		整理床单位，妥善处理用物	3	2	1	0		
		洗手，记录	3	2	1	0		
护患沟通	10	关心尊重患者，护患沟通良好	10	8	6	0～4		
熟练程度	5	动作轻稳，有条不紊	5	4	3	0～2		
总计	100							

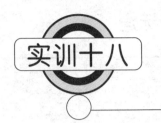

实训十八

保留灌肠法

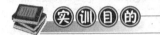

学会保留灌肠法。

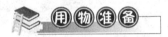

1. 治疗盘内备一次性灌肠包、量杯、温开水 5～10ml、灌肠液、止血钳、润滑剂、卫生纸、橡胶单、治疗巾。

2. 便盆和便盆巾、屏风、输液架、护理模型数具。

3. 常用灌肠液：药物及剂量遵医嘱准备，灌肠溶液量不超过 200ml，溶液温度为 38℃，镇静用 10% 水合氯醛，肠道抗感染用 2% 小檗碱、0.5%～1% 新霉素或其他抗生素溶液。

1. 观看录像视频，教师总结操作要点。

2. 教师讲解实训要求与注意事项：全班学生分为两个大组，教师分组示教。示教结束，每个大组 4～6 人组成一个合作小组，学生互作角色扮演，练习保留灌肠法操作步骤。

3. 教师巡视，随时评价矫正不规范的操作。

4. 集中讲评本次的训练情况。

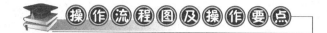

（一）操作流程图

	准备工作	
1.护士：衣帽整洁，洗手，戴口罩 2.用物：备齐用物，放置合理		

↓

评估解释	→	1.评估：病情、意识、插管的禁忌证 2.核对解释，取得患者的合作

↓

1.嘱患者排便、排尿，根据病情选择体位，抬高臀部10cm 2.铺橡胶单和治疗巾，置弯盘和治疗碗于臀边，遮盖患者，只暴露臀部 3.用注洗器抽吸药液，连接肛管，润滑肛管前段，排气夹管 4.左手垫卫生纸分开臀裂，暴露肛门口，嘱患者深呼吸，右手将肛管轻轻插入直肠15～20cm（图19-1）	→	插管

↓

灌入药液	→	1.固定肛管，松开血管钳，缓缓注入药液，药液注入完毕，再注入温开水5～10ml，抬高肛管尾端，使管内溶液全部流入 2.血管钳夹闭肛管尾端，或反折肛管尾端，用卫生纸包住肛管轻轻拔出，放入弯盘内

↓

协助患者穿好衣裤，恢复舒适体位，嘱尽量保留1小时以上	→	安置整理

↓

洗手记录	→	整理床单位，清理用物，观察患者反应，洗手，记录

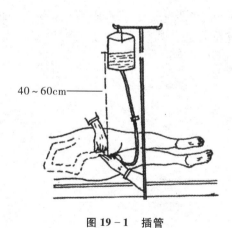

40～60cm

图 19 - 1　插管

（二）操作要点

1. 肠道抗感染以晚上睡觉前灌肠为宜，因为此时活动减少，药液易于保留吸收。

2. 慢性细菌性痢疾，病变部位多在直肠或乙状结肠，取左侧卧位。阿米巴痢疾病变多在回盲部，取右侧卧位，以提高疗效。

3. 抬高臀部 10cm，防止药液溢出。

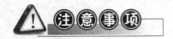

1. 了解灌肠目的和病变部位，以确定患者的卧位和插入肛管的深度。

2. 灌肠前应嘱患者排便，肛管要细，插管要深，液量不宜过多，压力要低，灌入速度宜慢，使灌入药液能保留较长时间，利于肠黏膜充分吸收。

3. 肛门、直肠、结肠手术患者及大便失禁患者，不宜做保留灌肠。

操作沟通范例

【案例】

钱某，女，48岁，教师。主诉：长期患失眠症，入院治疗。遵医嘱予以10%水合氯醛20ml，晚上9时做保留灌肠。

1. 操作前解释：钱阿姨，您好！我是护士小孙，因为您长期失眠，无法入睡，现遵医嘱给您进行10%水合氯醛溶液灌肠，能改变您的睡眠质量。不用担心，操作的过程中我会尽量轻柔一点，请您放心，希望您能配合，好吗？

2. 操作中指导：钱阿姨，您现在需要排便、排尿，以便于待会药液能够更好地保留在体内，达到治疗目的；钱阿姨，请您向左侧卧，双腿屈曲（协助患者取适当体位）；钱阿姨请您放松，插管时我会很轻的；很好，您配合得很好，很顺利，管子已插进去了，您有什么不舒服吗？现在开始灌液体了，可能腹部会有些膨胀感，您可以做张口呼吸，尽量放松腹部肌肉；钱阿姨，请您再坚持一下，很快就结束了（同时观察患者的病情变化）。

3. 操作后嘱咐：钱阿姨，谢谢您的配合，您现在可以取平卧位，请保留液体1小时以上；钱阿姨，呼叫器就放在您的枕边，如有需要，请按呼叫器，我会及时来看您的，谢谢您的合作！

附：保留灌肠法评分表

项目	项目总分	操作要求	评分等级及分值				实际得分	备注
			A	B	C	D		
仪表	5	工作衣、帽、鞋穿戴整齐，洗手，戴口罩	5	4	3	0~2		
操作前准备	14	评估患者意识、自理能力、理解合作程度，有无禁忌证	5	4	3	0~2		
		备齐用物，放置合理	4	3	2	0~1		
		溶液量、水温适宜	5	4	3	0~2		
操作过程	57	核对患者，做好解释	4	3	2	1~0		
		关门窗，屏风遮挡	3	2	1	0		
		体位正确，臀部抬高10cm	3	2	1	0		
		臀下铺巾，置弯盘	3	2	1	0		
		吸溶液，连接肛管，润滑肛管，夹紧	5	4	3	0~2		
		排尽空气（方法正确，不湿衣单、地面）	6	2	1	0		
		插管手法正确、动作轻	4	3	2	0~1		
		肛管插入深度适宜	3	2	1	0		
		液面距肛门高度适宜，缓慢灌入	5	4	3	0~0		
		注入温开水5~10ml冲管	5	4	3	0~2		
		拔管方法正确，无滴液	5	4	3	0~2		
		擦净肛门，轻轻按揉	3	2	1	0		
		嘱患者忍耐，保留1小时以上	4	3	2	0~1		
		肛管放置妥当	4	3	2	0~1		
操作后	9	安置患者于舒适卧位	3	2	1	0		
		整理床单位，妥善处理用物	3	2	1	0		
		洗手，记录	3	2	1	0		
护患沟通	10	关心尊重患者，护患沟通良好	10	8	6	0~4		
熟练程度	5	动作轻稳，有条不紊	5	4	3	0~2		
总计	100							

实训十九 肛管排气法

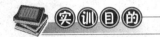

学会肛管排气法。

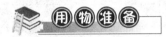

1. 治疗盘内备：肛管、玻璃接管、橡胶管、玻璃瓶（内盛3/4满清水）、瓶口系带。
2. 治疗盘外备：润滑油、棉签、胶布、别针、卫生纸、弯盘、清洁手套。
3. 其他：需准备屏风、护理模型数具。

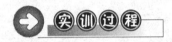

1. 观看录像视频，教师讲解操作要点。
2. 教师交代实训要求与注意事项：全班学生分为两个大组，教师分组示教。示教结束，每个大组4~6人组成一个合作小组，学生互作角色扮演，在模型上练习肛管排气。
3. 教师巡视，随时评价矫正不规范的操作。
4. 集中讲评本次的训练情况。

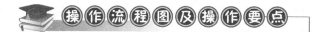

（一）操作流程图

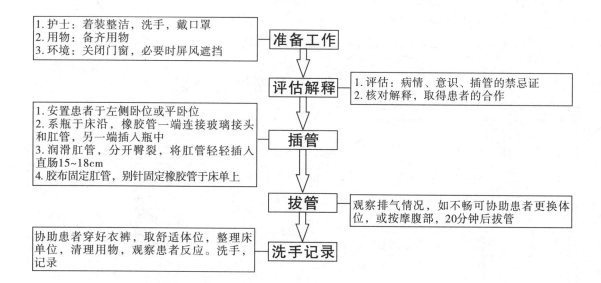

1.护士：着装整洁，洗手，戴口罩 2.用物：备齐用物 3.环境：关闭门窗，必要时屏风遮挡	**准备工作**
	评估解释 — 1.评估：病情、意识、插管的禁忌证 2.核对解释，取得患者的合作
1.安置患者于左侧卧位或平卧位 2.系瓶于床沿，橡胶管一端连接玻璃接头和肛管，另一端插入瓶中 3.润滑肛管，分开臀裂，将肛管轻轻插入直肠15~18cm 4.胶布固定肛管，别针固定橡胶管于床单上	**插管**
	拔管 — 观察排气情况，如不畅可协助患者更换体位，或按摩腹部，20分钟后拔管
协助患者穿好衣裤，取舒适体位，整理床单位，清理用物，观察患者反应。洗手，记录	**洗手记录**

（二）操作要点

1. 防止空气进入直肠内，加重腹胀。

2. 橡胶管要留有足够长度，以免翻身脱出。

3. 观察气体排出情况。排气畅通：瓶内液面下有气泡逸出；排气不畅：瓶中气泡很少或无。

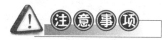

1. 排气不畅时，帮助患者更换体位及按摩腹部，以促进排气。

2. 肛管保留时间一般不超过20分钟，因为保留时间过长会减弱肛门括约肌反应，甚至导致肛门括约肌永久性松弛，必要时可间隔数小时后重复肛管排气。

操作沟通范例

【案例】

杜某，男，60岁，工人，肠道手术后发生严重腹胀。查体：腹部膨隆，叩诊呈鼓音。腹胀，痉挛性疼痛，呃逆，肛门排气过多。医嘱：肛管排气。

1. 操作前解释：（核对床头卡，询问患者姓名）杜伯伯，您好！我是护士小张，因为您肠道积存了大量的气体，所以我现在为您进行肛管排气，好吗？不用紧张，操作时我会轻一点的，请您放心，希望您能配合我，好吗？

2. 操作中指导：（核对床头卡，再次询问患者姓名）杜伯伯，您现在需要排尿吗？杜伯伯，您向左侧卧（协助患者取适当体位）。请您放松，插管时我会轻一点的，您可以做张口呼吸。很好，您配合得很好，很顺利，管子已插进去了，您有什么不舒服吗？（同时观察患者的反应）杜伯伯，您感觉好点了吗？我现在要把肛管拔出来，因为肛管保留时间不能超过20分钟。（同时观察患者的反应）

3. 操作后嘱咐：杜伯伯，谢谢您的配合，您现在可以取平卧位，间隔1小时后我再来为您进行插管，排出肠道内积存的气体。杜伯伯，呼叫器就放在您的枕边，如果有什么需要，请您按呼叫器，我会及时来看您的，谢谢您的合作！

附：肛管排气法考核评分标准

项目	项目总分	操作要求	评分等级及分值				实际得分	备注
			A	B	C	D		
仪表	5	工作衣、帽、鞋穿戴整齐，洗手，戴口罩	5	4	3	0~2		
操作前准备	10	评估患者意识、自理能力、腹胀情况，肛门皮肤、黏膜情况	6	4	2	0~1		
		备齐用物，放置合理	4	3	2	0~1		
操作过程	60	核对患者，做好解释，取得合作	5	4	3	0~2		
		关闭门窗，屏风遮挡	3	2	1	0		
		取合适体位，注意保暖	5	4	3	0~2		
		系瓶于床沿，连接橡胶管	4	3	2	0~1		
		润滑肛管前端	5	4	3	0~2		
		插管动作轻柔，手法正确	6	4	2	0~1		
		肛管插入深度适宜	5	4	3	0~2		
		固定肛管，留出足够翻身长度	5	4	3	0~2		
		观察排气情况	4	3	2	0~1		
		如排气不畅，正确处理	5	4	3	0~2		
		保留时间不超过20分钟	5	4	3	0~2		
		拔管方法正确	4	3	2	0~1		
		肛管妥善放置	4	3	2	0~1		
操作后	10	协助患者穿裤，安置适合体位，整理床单位	5	4	3	0~2		
		用物处理正确	5	4	3	0~2		
护患沟通	10	操作中能与患者良好沟通，患者能理解并能配合操作	10	8	6	0~4		
熟练程度	5	动作轻巧，有条不紊	5	4	3	0~2		
总计	100							

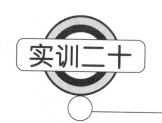

实训二十　　导尿术

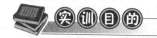　实训目的

掌握男、女患者导尿术。

用物准备

1. 一次性导尿包：导尿管 1 根、石蜡棉片 1 袋、碘伏棉片 2 袋、一次性使用橡胶检查手套、推注器、塑料试管、引流袋、吸塑盘、塑料镊子、纱布、洞巾。

2. 其他用物包括：无菌手套 1 副、消毒溶液、小橡胶单和治疗巾 1 套、浴巾 1 条、便盆、屏风、治疗车。若为男患者导尿，需备无菌纱布。

3. 护理模型数具。

实训过程

1. 观看录像视频，教师总结操作要点。

2. 教师讲解实训要求与注意事项：全班学生分为两个大组，教师分组示教。示教结束，每个大组 3 ~ 5 人组成一个合作小组，学生在模型上进行导尿操作。

3. 教师巡视，随时评价矫正不规范的操作。

4. 集中讲评本次的训练情况。

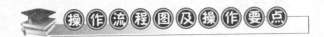

操作流程图及操作要点

（一）操作流程图

女患者导尿术

1.护士：穿戴整齐，修剪指甲，洗手，戴口罩 2.用物：备齐用物，携至床旁	**准备工作**
	↓
评估解释	1.评估：病情、意识、导尿的禁忌证 2.核对解释，取得患者的合作

1.移开床旁椅于操作的同侧床尾 2.松开床尾盖被，帮助患者脱去对侧裤腿，盖在近侧腿上并盖上浴巾，对侧腿用盖被遮盖 3.协助患者屈膝仰卧，两腿略外展，暴露外阴 4.打开导尿包 5.左手戴手套，右手持血管钳夹取棉球消毒外阴。顺序：大腿内侧1/3处、阴阜、大阴唇，再以左手拇、示指分开大阴唇，擦小阴唇及尿道口到肛门	**消毒**

插管	1.夹棉球放入小药杯，戴无菌手套，铺洞巾，形成无菌区 2.按顺序摆放物品，润滑尿管前段，将弯盘移近外阴处，分开并固定小阴唇，消毒局部。顺序：尿道口→小阴唇→尿道口 3.左手继续固定小阴唇，右手用血管钳持导尿管插入尿道约4～6cm，见尿后再插入1～2cm，固定导尿管（图20-1） 4.如需做尿培养，用无菌标本瓶接取中段尿约5ml，盖好瓶盖

1.导尿毕，拔出尿管，撤去孔巾，擦净外阴，脱手套，撤用物 2.协助患者穿好衣裤，取舒适卧位	**拔管**

洗手记录	整理床单位，清理用物，撤去屏风，打开门窗，洗手，记录

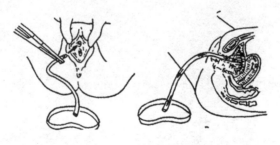

图 20－1　女患者导尿术

男患者导尿术

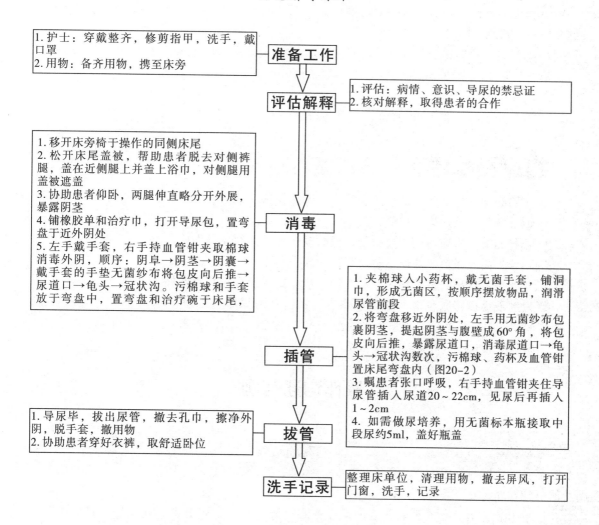

1. 护士：穿戴整齐，修剪指甲，洗手，戴口罩
2. 用物：备齐用物，携至床旁

准备工作

评估解释

1. 评估：病情、意识、导尿的禁忌证
2. 核对解释，取得患者的合作

1. 移开床旁椅于操作的同侧床尾
2. 松开床尾盖被，帮助患者脱去对侧裤腿，盖在近侧腿上并盖上浴巾，对侧腿用盖被遮盖
3. 协助患者仰卧，两腿伸直略分开外展，暴露阴茎
4. 铺橡胶单和治疗巾，打开导尿包，置弯盘于近外阴处
5. 左手戴手套，右手持血管钳夹取棉球消毒外阴，顺序：阴阜→阴茎→阴囊→戴手套的手垫无菌纱布将包皮向后推→尿道口→龟头→冠状沟。污棉球和手套放于弯盘中，置弯盘和治疗碗于床尾，

消毒

插管

1. 夹棉球入小药杯，戴无菌手套，铺洞巾，形成无菌区，按顺序摆放物品，润滑尿管前段
2. 将弯盘移近外阴处，左手用无菌纱布包裹阴茎，提起阴茎与腹壁成60°角，将包皮向后推，暴露尿道口，消毒尿道口→龟头→冠状沟数次，污棉球、药杯及血管钳置床尾弯盘内（图20-2）
3. 嘱患者张口呼吸，右手持血管钳夹住导尿管插入尿道20～22cm，见尿后再插入1～2cm
4. 如需做尿培养，用无菌标本瓶接取中段尿约5ml，盖好瓶盖

1. 导尿毕，拔出尿管，撤去孔巾，擦净外阴，脱手套，撤用物
2. 协助患者穿好衣裤，取舒适卧位

拔管

洗手记录

整理床单位，清理用物，撤去屏风，打开门窗，洗手，记录

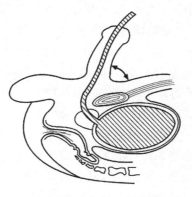

图 20 - 2　男患者导尿术

（二）操作要点

1. 女患者导尿时初步消毒外阴的顺序是：阴阜→大阴唇→小阴唇→尿道口；再次消毒的顺序是：双侧小阴唇→尿道口2次。

2. 男患者导尿时初步消毒外阴的顺序是：阴阜→阴茎→阴囊→尿道口→龟头→冠状沟；再次消毒外阴的顺序是：尿道口→龟头→冠状沟。

3. 女患者导尿时用止血钳将润滑的导尿管插入4~6cm，见尿后再插入1~2cm；男患者导尿时插入20~22cm，见尿后再插入1~2cm。

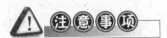

1. 用物必须严格灭菌，执行无菌操作，预防尿路感染。

2. 耐心解释，保护患者自尊。

3. 选择光滑、粗细适宜的导尿管，插管动作轻柔，避免损伤尿道黏膜。

4. 消毒外阴及尿道口的棉球每个限用一次。

5. 为女患者导尿时，若导尿管误入阴道应立即更换导尿管重新插入。

6. 对膀胱高度膨胀且极度虚弱的患者，第一次放尿不应超过1000ml，因为大量放尿，可使腹腔内压力突然降低，大量血液滞留于腹腔血管内，引起患者血压突然下降导致虚脱；另外，膀胱突然减压，可引起膀胱黏膜急剧充血，发生血尿。

操作沟通范例

【案例】

张某，女，26岁，教师。于23：00顺利分娩一男婴，至次日09：00未排尿。主诉：下腹部胀痛难忍，排尿困难。查体：耻骨上膨隆，扪及囊性包块，叩诊呈实音，有压痛。经其他措施处理无效，医嘱：导尿术。

1. 操作前解释：（核对床头卡，到患者的右侧）您好！张老师，我是您的责任护士小王，您觉得腹胀，小便解不出来，是吗？现在需要遵医嘱给您导尿，解除您的痛苦，好吗？不用担心，我操作时会尽量轻一些的，希望您能配合我，您自己清洗一下会阴部，以防止感染，好吗？

2. 操作中指导：张老师，请您平卧，两腿屈膝分开，臀部稍抬高一点，便于垫上橡胶单和治疗巾。我先帮您消毒，消毒液有点凉，请您坚持一下。张老师，现在我要在您的会阴部及两腿间铺上无菌巾，并为您进行再次消毒，请您不要动，好吗？张老师，现在开始插导尿管了，我会轻一点，但仍有一点点胀的感觉，请您放松，张口呼吸，坚持一会就好了。张老师，您配合得很好，很顺利，管子插进去了，尿液已经流出来了，您感到舒服些了吗？张老师，尿液已导完，我现在要把管子拔出来，拔管时也有点胀，不过很快就会好的。管子拔出来了……请您再抬一下臀部，我整理好用物了，我把被子给您盖上。谢谢您的配合。

3. 操作后嘱咐：张老师，现在舒服多了，是吗？那您还有什么需要吗？呼叫器就放在您的枕边，如有需要，请按呼叫器，我会及时来看您的，谢谢您的配合！

附：导尿术考核评分标准

项目	项目总分	操作要求	评分等级及分值				实际得分	备注
			A	B	C	D		
仪表	5	工作衣、帽、鞋穿戴整齐，修剪指甲，洗手，戴口罩	5	4	3	0~2		
操作前准备	10	评估患者意识、自理能力、膀胱充盈度、理解合作程度	5	4	3	0~2		
		备齐用物，放置合理	5	4	3	0~2		
操作过程	66	核对患者，做好解释	4	3	2	0~1		
		关好门窗，屏风遮挡	4	3	2	0~1		
		护士位置及患者卧位正确	3	2	1	0		
		臀下铺巾，注意保暖	3	2	1	0		
		擦洗外阴，方法、顺序正确	6	4	2	0~1		
		打开导尿包不污染，放置正确	4	3	2	0~1		
		正确使用无菌持物钳	4	3	2	0~1		
		戴手套方法正确，不污染	5	4	3	0~2		
		铺洞巾方法正确	4	3	2	0~1		
		整理物品，放置有序	4	3	2	0~1		
		润滑导尿管	3	2	1	0		
		消毒外阴方法步骤正确	8	6	4	0~2		
		插管方法正确，长度适宜	8	6	4	0~2		
		固定导尿管，留尿标本方法正确	3	2	1	0		
		拔管后擦净外阴	3	2	1	0		
操作后	9	安置患者于舒适卧位	3	2	1	0		
		整理床单位，妥善处理用物	3	2	1	0		
		观察尿液，洗手，记录	3	2	1	0		
护患沟通	5	关心尊重患者，护患沟通良好，患者能理解合作	5	4	3	0~2		
操作质量	5	插管成功，无菌物品未被污染	5	4	3	0~2		
总计	100							

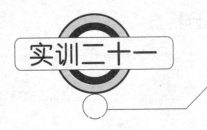

实训二十一　　留置导尿术

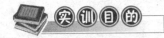

学会男、女留置导尿术。

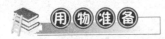

1. 一次性导尿包：内有导尿管 1 根、石蜡棉片 1 袋、碘伏棉片 2 袋、一次性使用橡胶检查手套、推注器、塑料试管、引流袋、吸塑盘、塑料镊子、纱布、洞巾。

2. 其他：无菌手套 1 副、消毒溶液、小橡胶单和治疗巾 1 套、浴巾 1 条、便盆、屏风、治疗车。若为男患者导尿，需备无菌纱布。

3. 无菌双腔气囊导尿管 1 根，10ml 或 20ml 无菌注射器 1 副，0.9% 氯化钠溶液 10 ~ 40ml，无菌集尿袋 1 只，橡皮圈 1 个，安全别针 1 个。

4. 护理模型数具。

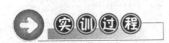

1. 观看录像视频，教师总结操作要点。

2. 教师讲解实训要求与注意事项：全班学生分为两个大组，教师分组示教。示教结束，每个大组 3 ~ 5 人组成一个合作小组，学生在模型上进行留置导尿操作。

3. 教师巡视，随时评价矫正不规范的操作。

4. 集中讲评本次的训练情况。

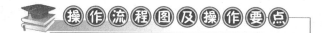

（一）操作流程图

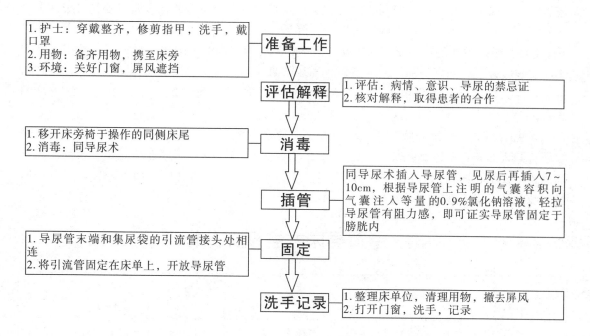

1.护士：穿戴整齐，修剪指甲，洗手，戴口罩 2.用物：备齐用物，携至床旁 3.环境：关好门窗，屏风遮挡	**准备工作**	
	评估解释	1.评估：病情、意识、导尿的禁忌证 2.核对解释，取得患者的合作
1.移开床旁椅于操作的同侧床尾 2.消毒：同导尿术	**消毒**	
	插管	同导尿术插入导尿管，见尿后再插入7~10cm，根据导尿管上注明的气囊容积向气囊注入等量的0.9%氯化钠溶液，轻拉导尿管有阻力感，即可证实导尿管固定于膀胱内
1.导尿管末端和集尿袋的引流管接头处相连 2.将引流管固定在床单上，开放导尿管	**固定**	
	洗手记录	1.整理床单位，清理用物，撤去屏风 2.打开门窗，洗手，记录

（二）操作要点

1. 集尿袋妥善地固定在低于膀胱的高度，以防尿液逆流引起泌尿系统感染。

2. 留置导尿如果采用普通导尿管，女患者在操作前应剃去阴毛，便于胶布固定。

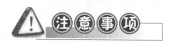

1. 双腔气囊导尿管固定时要注意膨胀的气囊不能卡在尿道内口，以免气囊压迫膀胱壁，造成黏膜的损伤。

2. 每天定时更换集尿袋，每周更换导尿管一次，硅胶导管可酌情延长更换时间。

3. 训练膀胱反射功能，可采用间歇性夹管方式引流。

操作沟通范例

【案例】

孙某，女，43岁，工人。因车祸致大小便失禁，需留置导尿，患者神志清楚。医嘱：留置导尿术。

1. 操作前解释：孙阿姨，您好！我是护士小张，现在需要给您导尿，以引流尿液，保持会阴部的清洁、干燥，解除您的痛苦，好吗？不用紧张，我保证操作很轻，请您放心，希望您能配合。

2. 操作中指导：孙阿姨，请您平卧，两腿屈膝分开，臀部稍抬高一下，便于垫上橡胶单和治疗巾，我先帮您消毒，消毒液有点凉，请您坚持一下。孙阿姨，现在我要在您的会阴部及两腿间铺上无菌巾，并为您进行再次消毒，请您不要动，好吗？孙阿姨，现在开始插导尿管了，我保证动作很轻、很稳，但仍有一点点胀的感觉，请您放松，张口呼吸，坚持一会就好了。孙阿姨，您配合得很好，很顺利，管子插进去了，尿液已经流出来了，我现在注入5ml生理盐水，用米固定导尿管，您有什么不舒服的地方吗？孙阿姨，导尿管已经固定并和集尿袋连接好了，您翻身的时候注意防止导尿管和引流管受压、扭曲，保持尿液引流通畅，避免泌尿系统感染。请您再抬一下臀部，我把用物收了，我把被子给您盖上，谢谢您的配合。

3. 操作后嘱咐：孙阿姨，插入导尿管后，请您不要牵拽导尿管，即使不舒服也不要碰导尿管插入部分；您还要多饮水（每天保证饮水1500~2000ml），多改变体位，避免泌尿系统感染的发生和尿路结石的形成。孙阿姨，呼叫器就放在您的枕边，如有需要，请按呼叫器，我会及时来看您的，谢谢合作！

附：留置导尿术考核评分标准

项目	项目总分	操作要求	评分等级及分值				实际得分	备注
			A	B	C	D		
仪表	5	工作衣、帽、鞋穿戴整齐，修剪指甲，洗手，戴口罩	5	4	3	0~2		
操作前准备	7	评估患者意识、自理能力、膀胱充盈度、理解合作程度	4	3	2	0~1		
		备齐用物，放置合理	3	2	1	0		
操作过程	70	核对患者，做好解释	3	2	1	0		
		关好门窗，屏风遮挡	2	1	0.5	0		
		清洗外阴，安置体位	3	2	1	0		
		臀下铺巾	2	1	0.5	0		
		擦洗外阴，方法、顺序正确	5	4	3	0~2		
		打开导尿包，倒消毒液和生理盐水	4	3	2	0~1		
		取出气囊导尿管，放入无菌导尿包内	4	3	2	0~1		
		正确使用无菌钳	4	3	2	0~1		
		戴手套方法正确	5	4	3	0~2		
		铺洞巾方法正确	4	3	2	0~1		
		整理物品，放置有序	3	2	1	0		
		检查导尿管气囊有无破损	5	4	3	0~2		
		润滑导尿管	3	2	1	0		

项目	项目总分	操作要求	评分等级及分值				实际得分	备注
			A	B	C	D		
操作过程	70	再次消毒外阴，方法、步骤正确	5	4	3	0~2		
		插管方法长度适宜	5	4	3	0~2		
		见尿再插7~10cm，气囊注入生理盐水	4	3	2	0~1		
		导尿管尾端与集尿袋相连并固定	5	4	3	0~2		
		集尿袋固定于床缘	5	4	3	0~2		
操作后	8	安置患者于舒适卧位	3	2	1	0		
		整理床单位，妥善处理用物	2	1	0.5	0		
		观察尿液，洗手，记录	3	2	1	0		
护患沟通	5	关心尊重患者，护患沟通良好，患者能理解合作	5	4	3	0~2		
操作质量	5	插管成功，无菌物品未被污染	5	4	3	0~2		
总计	100							

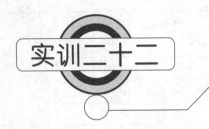

膀胱冲洗术

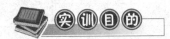

学会膀胱冲洗术，使尿液引流通畅；治疗某些膀胱疾病；清除膀胱内的血凝块、黏液、细菌等异物，预防感染；前列腺及膀胱手术后预防血块形成。

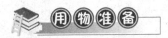

治疗盘内放膀胱冲洗液（遵医嘱准备冲洗溶液，温度：38～40℃）、输液器、0.5%碘伏或安尔碘、棉签、无菌治疗巾、一次性止血钳、Y型接头、一次性尿袋、弯盘、胶布、笔，必要时备屏风。

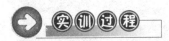

1. 观看录像视频，教师总结操作要点。

2. 教师讲解实训要求与注意事项：全班学生分为两个大组，教师分组示教，示教结束，每个大组3～5人组成一个合作小组，学生在模型上进行膀胱冲洗操作。

3. 教师巡视，随时矫正不规范的操作。

4. 集中讲评本次的训练情况。

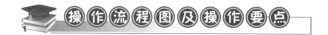 操作流程图及操作要点

（一）操作流程图

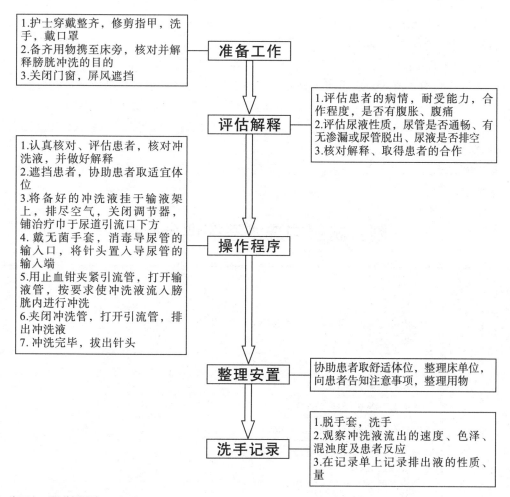

1.护士穿戴整齐，修剪指甲，洗手，戴口罩 2.备齐用物携至床旁，核对并解释膀胱冲洗的目的 3.关闭门窗，屏风遮挡	**准备工作**
	评估解释	1.评估患者的病情，耐受能力，合作程度，是否有腹胀、腹痛 2.评估尿液性质，尿管是否通畅、有无渗漏或尿管脱出，尿液是否排空 3.核对解释、取得患者的合作
1.认真核对、评估患者，核对冲洗液，并做好解释 2.遮挡患者，协助患者取适宜体位 3.将备好的冲洗液挂于输液架上，排尽空气，关闭调节器，铺治疗巾于尿道引流口下方 4.戴无菌手套，消毒导尿管的输入口，将针头置入导尿管的输入端 5.用止血钳夹紧引流管，打开输液管，按要求使冲洗液流入膀胱内进行冲洗 6.夹闭冲洗管，打开引流管，排出冲洗液 7.冲洗完毕，拔出针头	**操作程序**
	整理安置	协助患者取舒适体位，整理床单位，向患者告知注意事项，整理用物
	洗手记录	1.脱手套，洗手 2.观察冲洗液流出的速度、色泽、混浊度及患者反应 3.在记录单上记录排出液的性质、量

（二）操作要点

1. 按要求调节冲洗速度。

2. 每次冲洗量 300ml 左右。

3. 评估冲洗入量和出量，如流出液体少于注入量，可能是由于导管阻塞或导尿管在膀胱内位置不当，应及时处理。

4. 冲洗膀胱压力不宜过大，流出的液体不能再注入膀胱。

5. 操作过程中，严密观察患者生命体征，出现异常时，及时通知医师。

操作沟通范例

【案例】

患者，李某，男，68 岁，尿道碎石术后留置尿管，膀胱冲洗一天。

1. 操作前解释：李大爷，早上好！我是您的责任护士小农。您的病情需要暂时留置尿管一段时间。为了预防感染，遵医嘱我来给您做膀胱冲洗，其实就是从尿管内注入药液反复冲洗膀胱。您不会有什么痛苦的，希望您能配合。

2. 操作中指导：李大爷，我现在要给您消毒尿管了，请您不要随意乱动，以免被污染……现在开始输入药液，这瓶药液要分 2 次冲洗。输入过程中，如果您感觉到便意，请告诉我，我会及时停止输入药液……李大爷，药液已经输完，现在我要夹闭尿管，让药液在膀胱里保存 30 分钟后再排出。如果您感到不适，请及时按呼叫器通知我们，我们会马上赶到处理的，请您放心。

3. 操作后嘱咐：李大爷，膀胱冲洗已经完成了，如您有什么不适，请按呼叫器通知我们。谢谢您的配合！

附：膀胱冲洗术考核评分标准

项目	项目总分	操作要求	评分等级及分值				实际得分	备注
			A	B	C	D		
仪表	5	工作衣帽、鞋穿戴整齐，修剪指甲，洗手，戴口罩	5	4	3	0~2		
操作前准备	10	评估患者病情、尿液性质、尿管是否通畅、有无渗漏或尿管脱出	5	4	3	0~2		
		备齐用物，放置合理	5	4	3	0~2		
操作过程	66	携用物至患者床前，核对，解释	4	3	2	0~1		
		协助患者取舒适卧位，露出导尿管，必要时屏风遮挡	4	3	2	0~1		
		打开引流管夹，排空膀胱	3	2	1	0		
		按密闭式输液方法连接输液管与冲洗液	3	2	1	0		
		将膀胱冲洗液挂于输液架上，排气	6	4	2	0~1		
		核对，戴手套	4	3	2	0~1		
		铺治疗巾，断开导尿管与尿袋引流管接头，消毒接头处	4	3	2	0~1		
		导尿管和引流管分别与 Y 型管连接，Y 型管主管连接冲洗导管	5	4	3	0~2		
		关闭尿袋引流管，开放冲洗管，使冲洗液缓缓流入膀胱，根据医嘱调节流速	4	3	2	0~1		

项目	项目总分	操作要求	评分等级及分值				实际得分	备注
			A	B	C	D		
操作过程	66	当患者有尿意或流入 200～300ml 时，夹闭冲洗管	4	3	2	0～1		
		打开尿袋引流管，引流冲洗液	3	2	1	0		
		根据医嘱及需要反复冲洗	8	6	4	0～2		
		冲洗完毕，取下冲洗管，消毒导尿管口和尿袋引流接头，导尿管与引流连接袋，妥善固定	8	6	4	0～2		
		撤去治疗巾，协助清洁外阴部	3	2	1	0		
		核对	3	2	1	0		
操作后	9	安置患者于舒适卧位	3	2	1	0		
		整理床单位，妥善处理用物	3	2	1	0		
		观察患者反应及引流液性状并记录	3	2	1	0		
护患沟通	5	关心尊重患者，护患沟通良好，患者能理解合作	5	4	3	0～2		
操作质量	5	操作过程熟练，严格遵守操作原则	5	4	3	0～2		
总计	100							

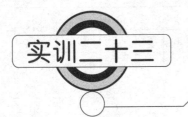

口服给药法

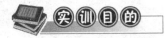

1. 通过实训学会口服给药的方法，能根据不同药物的性质正确给药。
2. 及时观察药效和不良反应。

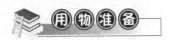

药盘或发药车、服药本、小药卡、药杯、药匙量杯、滴管、研钵、包药纸、饮水管、湿纱布、治疗巾、水壶（内盛温开水）、冷开水、弯盘。

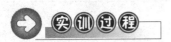

1. 教师讲解要点与注意事项：全班学生分组训练，教师分组示教。示教结束，每个大组 3 ~ 5 人组成一个合作小组，学生练习给药操作及人文关怀。
2. 集中讲评本次的训练情况。

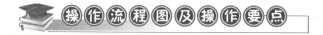

（一）操作流程图

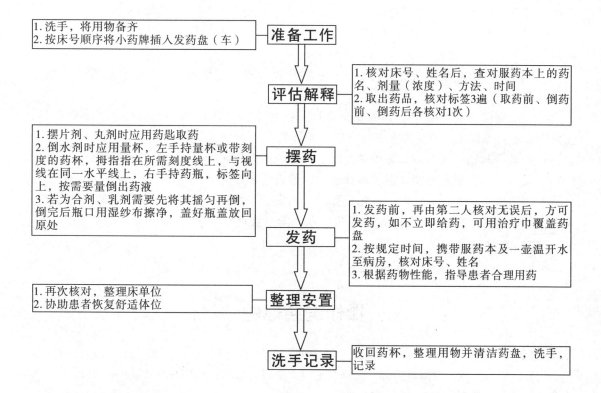

1. 洗手，将用物备齐 2. 按床号顺序将小药牌插入发药盘（车）	→	**准备工作**		
		↓		
		评估解释	→	1. 核对床号、姓名后，查对服药本上的药名、剂量（浓度）、方法、时间 2. 取出药品，核对标签3遍（取药前、倒药前、倒药后各核对1次）
		↓		
1. 摆片剂、丸剂时应用药匙取药 2. 倒水剂时应用量杯，左手持量杯或带刻度的药杯，拇指指在所需刻度线上，与视线在同一水平线上，右手持药瓶，标签向上，按需要量倒出药液 3. 若为合剂、乳剂需要先将其摇匀再倒，倒完后瓶口用湿纱布擦净，盖好瓶盖放回原处	→	**摆药**		
		↓		
		发药	→	1. 发药前，再由第二人核对无误后，方可发药，如不立即给药，可用治疗巾覆盖药盘 2. 按规定时间，携带服药本及一壶温开水至病房，核对床号、姓名 3. 根据药物性能，指导患者合理用药
		↓		
1. 再次核对，整理床单位 2. 协助患者恢复舒适体位	→	**整理安置**		
		↓		
		洗手记录	→	收回药杯，整理用物并清洁药盘，洗手，记录

（二）操作要点

1. 发药前进行核对。

2. 按规定时间送药至患者旁，核对床号、姓名无误后再发药。

3. 协助患者服药，为鼻饲患者给药时，应当将药物研碎溶解后由胃管注入。

4. 若患者不在病房或者因故暂不能服药者，暂不发药，并做好交班。

5. 观察患者服药效果及不良反应。

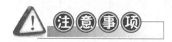

（一）发药前

发药前应了解患者有关资料，如患者因特殊检查、手术而禁食，或患者不在，不能当时服药，应将药物带回保管，适时再发或进行交班。

（二）发药时

发药时如患者提出疑问，应重新核对，确认无误，再耐心解释，协助服药；如更换药物或停药，应及时告知患者。

（三）合理用药

根据药物性能，指导患者合理用药，以提高疗效，减少不良反应。具体要求如下。

1. 某些对牙齿有腐蚀作用或使牙齿染色的药物：如酸剂、铁剂，服用时应避免与牙齿接触，可用饮水管吸入，服后再漱口。

2. 刺激食欲的药物：宜在饭前服，以刺激舌的味觉感受器，使胃液大量分泌，增进食欲。

3. 对胃黏膜有刺激的药物或助消化药：宜在饭后服用，使药物与食物充分混合，以减少对胃黏膜的刺激，利于食物的消化。

4. 止咳糖浆：对呼吸道黏膜起安抚作用，服后不宜立即饮水。如同时服用多种药物，应最后服用止咳糖浆，以免冲淡药液，使药效降低。

5. 磺胺类药物：服药后指导患者多饮水，以防因尿少而析出结晶，堵塞肾小管。

6. 发汗类药：服药后指导患者多饮水，以增强药物疗效。

7. 强心苷类药物：服用前，应先测脉率、心率，并注意节律变化。如脉率低于60次/分或节律不齐，则应停止服用，及时与医生联系，酌情处理。

（四）发药后

发药后应密切观察药物疗效和不良反应。

操作沟通范例

【案例】

代某，女，42岁，教师。主诉：头晕、头痛1个月；查体：BP 181/115mmHg，P 85次/分。心界不大，各瓣膜听诊区未闻及病理性杂音。诊断：原发性高血压，现遵医嘱，给予硝苯地平10mg，舌下含服。

1. 操作前解释：您好！我是护士小李，能告诉我您的床号和姓名吗？代老师，因为您现在血压很高，根据医嘱我给您舌下含服降压药好吗？这样可以迅速安全地控制您的血压。

2. 操作中指导：代老师，您现在卧床休息好吗？请您将舌头抬起，药放在舌下，让药含化不要吞下，这样起效比较快。

3. 操作后嘱咐：代老师，您现在需要卧床休息，减少活动，精神放松些，很快会好的，您以后的饮食要注意，不能太咸，少吃肥腻食品，多吃蔬菜、水果，保持心情愉快，不能太激动。现在头晕、头痛好些了吗？代老师，呼叫器就在您枕旁，如果您有什么不适请及时按呼叫器，我会随时来看您的，谢谢您的配合！

附：口服给药法考核评分标准

项目	项目总分	操作要求	评分等级及分值				实际得分	备注
			A	B	C	D		
仪表	5	工作衣、帽、鞋穿戴整齐，戴好口罩	5	4	3	0～2		
操作前准备	30	洗手，修剪指甲	2	1.5	1	0		
		备齐用物、放置合理	3	2	1	0		
		配药过程严格执行三查七对	25	15	10	0		
发药	50	评估患者，做好解释，询问过敏史	5	4	3	0～2		
		发药前再次查对清楚	5	4	3	0～2		
		针对不同患者（小儿、老年人、危重、鼻饲等）协助服药方法正确	10	8	6	0～4		
		不同药物（止咳糖浆、磺胺类、强心苷类、铁剂、酸性药、抗癌药）发药方法正确	10	8	6	0～4		
		熟悉所发药物的服用方法，对患者进行正确指导	10	8	6	0～4		
		因故不能按时服药者做好交接班	5	6	4	0～3		
		再次核对	5	4	3	0～2		
护患沟通	10	操作中注意护患沟通	10	8	6	0～4		
操作后	5	收回药杯，清洁、消毒方法正确	3	2	1	0		
		整理用物并清洁药盘	2	1	1.5	0		
总计	100							

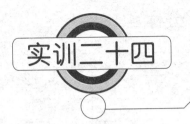

皮内注射法

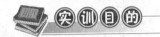

实训目的

1. 通过实训学会皮内注射法，操作过程中能详细询问"三史"，熟悉过敏试验观察要点，防止发生过敏反应。

2. 严格遵守无菌操作原则，树立无菌观念。

3. 加强语言沟通技能训练，分散患者注意力，减轻其痛苦。

4. 做好"三查七对"工作，防止差错的发生。

用物准备

1. 注射盘1个，内备2%碘酊1瓶、75%乙醇溶液1瓶、棉签1包、砂轮1个、弯盘1个、医嘱本（注射卡）、1ml无菌注射器、4.5号或5号无菌针头。按医嘱准备药物，0.1%肾上腺素，2ml无菌注射器，6号或6.5号无菌针头。

2. 其他用物包括治疗车、污物桶、抹布。

实训过程

1. 观看录像视频，教师总结操作要点。

2. 教师讲解实训要求与注意事项：全班学生分为两个大组，指导教师分组示教。示教结束，每个大组4~6人组成一个合作小组，学生在模型上进行皮内注射操作。

3. 教师巡视，随时评价矫正不规范的操作。

4. 集中讲评本次的训练情况。

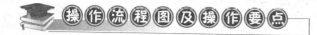操作流程图及操作要点

（一）操作流程图

1. 洗手，戴口罩，核对；在治疗室备好药液 2. 用物：备齐用物，放置合理	→	**准备工作**		

↓

1. 患者取舒适体位，暴露所选部位，以75%乙醇溶液消毒局部皮肤或生理盐水清洁皮肤 2. 再次核对，排尽空气 3. 左手绷紧前臂内侧皮肤，右手平执式持注射器，针头斜面向上与皮肤成5°角刺入皮内（图24-1） 4. 针尖全部进入皮内后，放平注射器，左手拇指固定针栓，右手推注药液约0.1ml，局部出现皮丘后，拔出针头，再次核对，嘱患者勿按揉局部，并勿离开病房	→	**评估解释**	→	携用物至患者床旁，核对并解释
		↓		
		操作流程		
		↓		
		检查结果	→	1. 协助患者取舒适体位 2. 20分钟后观察结果，并记录

↓

洗手记录	→	整理床单位，清理用物，洗手，记录

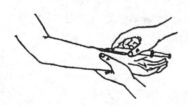

图 24-1 皮内注射

（二）操作要点

1. 如做药物过敏试验，应详细询问药物过敏史。

2. 用 75% 乙醇棉签消毒皮肤或用生理盐水清洁皮肤。

3. 进针角度：呈 5°角刺入皮内。

4. 注入 0.1ml 药液，药量应准确，使局部隆起形成半球状的皮丘，并可见皮肤变白，毛孔显露。

5. 拔针，勿用棉签按压。

6. 嘱患者切勿揉擦局部，不要离开病室，20 分钟后观察结果，如有不适立即告知护士。

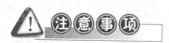注意事项

1. 严格执行查对制度、无菌操作原则及消毒隔离原则。

2. 做药物过敏试验前应详细询问用药史、过敏史，备 0.1% 盐酸肾上腺素；如对所注射

的药物有过敏史，则不能做皮试，应与医生联系，并做好标记。

3. 消毒皮肤忌用碘酊，以免影响结果判断。

4. 拔针后切勿按揉局部，以免影响结果的观察。

5. 如需做对照试验，应用另一注射器和针头，在另一前臂的相同部位，注入 0.9% 氯化钠溶液 0.1ml，20 分钟后，对照观察反应。

操作沟通范例

【案例】

李某，女，49 岁，机关干部。主诉：咳嗽、咳痰、胸痛一周。查体：T 38.9℃，P 79 次/分。咽稍充血，扁桃体无肿大。诊断：肺炎。医嘱：青霉素皮试后抗感染治疗。

1. 操作前解释：您好！我是您的管床护士小杨，您能告诉我您的床号和姓名吗？李阿姨，因为您肺部感染，要用青霉素消炎治疗，用药前先要做药物过敏试验，试验结果阴性，就可以放心用药了，您以前用过青霉素吗？您和您的家族成员中对青霉素或其他药物有没有过敏反应？如出现心慌、气急、呼吸困难、腹痛、皮肤瘙痒等症状，请立即告诉我，好吗？现在我为您做皮试，请不要紧张，我动作会轻柔一些的，希望您能配合。

2. 操作中指导：李阿姨，请您伸出手臂好吗？手心向上，在您的前臂掌侧注入少量青霉素皮试液，进针时有点痛，请别紧张，您用过早餐了吗？皮试已经做好了。

3. 操作后嘱咐：李阿姨，您现在有什么不舒服吗？针眼处不能用手挤压，请您休息一会，不要走开，待 20 分钟后我来观察结果，如果您有什么不舒服，呼叫器在这里，请及时按呼叫器。您放心，我会及时来看您的，谢谢您的配合。

附：皮内注射法考核评分标准

项目		项目总分	操作要求	评分等级及分值				实际得分	备注
				A	B	C	D		
仪表		4	工作衣、帽、鞋穿戴整齐，戴好口罩	4	3	2	0～1		
操作前准备		6	洗手、修剪指甲	2	1.5	1	0		
			备齐用物、放置合理	4	3	2	0～1		
操作过程	抽吸药液	25	核对、检查药液	5	4	3	0～2		
			正确使用无菌镊、无菌容器（检查一次性注射器）	5	4	3	0～2		
			正确钳取注射器、针头（一次性注射器拿取方法正确）	5	4	3	0～2		
			正确抽吸药液	10	8	6	0～4		
	注射	47	评估患者，做好解释，询问过敏史	6	4	2	0		
			认真执行查对制度	5	4	3	0～2		
			注射部位正确	5	4	3	0～2		
			消毒皮肤方法、范围正确	5	4	3	0～2		
			排气方法正确，不浪费药液	5	4	3	0～2		
			进针角度、深度适宜	8	6	4	0～3		
			不抽回血	2	1.5	1	0		
			注射剂量准确，皮丘符合要求	7	5	3	0～1		
			拔针后不按压局部	2	1.5	1	0		
			妥善放置用过物品	2	1.5	1	0		
护患沟通		10	操作中注意护患沟通	10	8	6	0～4		
操作后		8	用物整理	2	1.5	1	0		
			准确、适时观察皮试反应	6	5	4	0～3		
总计		100							

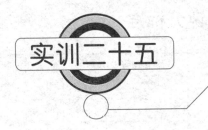

实训二十五　　**皮下注射法**

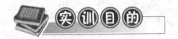

1. 掌握皮下注射法的适应证，即需要在一定时间内产生药效，而药物不能或不宜经口服给药时。

2. 通过实训学会皮下注射法，能准确描述人体能进行皮下注射的常用部位。

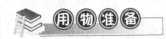

1. 注射盘：2%碘酊1瓶、75%乙醇溶液1瓶、棉签1包、砂轮1个、弯盘1个、医嘱本（注射卡）、1～2.5ml无菌注射器、5～6号无菌针头，按医嘱准备药物。

2. 其他用物：治疗车、医疗垃圾桶、生活垃圾桶、手消毒液、抹布。

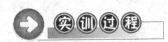

1. 观看录像视频，教师总结操作要领。

2. 教师交代实训要求与注意事项：全班学生分为两个大组，教师分组示教。示教结束，每个大组4～6人组成一个合作小组，在模型上练习皮下注射法；操作熟练后，两人一组，在教师的指导下，进行实体操作。

3. 教师巡视，随时评价矫正不规范的操作。

4. 集中讲评本次的训练情况。

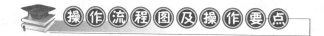

（一）操作流程图

1.护士：衣帽整洁、洗手、戴口罩、核对 2.用物：在治疗室内按医嘱吸取药液，备齐用物，检查有效期	**准备工作**	
	↓	
1.备齐用物，携用物至床旁，核对解释 2.患者取舒适体位，暴露所选部位，常规消毒局部皮肤（图25-1） 3.再次核对，排尽空气 4.左手绷紧皮肤，右手持注射器，示指固定针栓，针头斜面向上和皮肤成30°~40°角刺入（图25-2） 5.刺入针头的2/3，放开左手固定针栓，抽吸无回血，即可推注药液 6.用无菌干棉签按压针眼，迅速拔针，按压片刻，再次核对	**护理评估**	1.核对解释、取得患者的合作 2.评估患者的注射部位皮肤情况
	↓	
	操作程序	
	↓	
	整理安置	1.协助患者恢复舒适体位 2.清理用物，整理床单位
	↓	
	洗手记录	

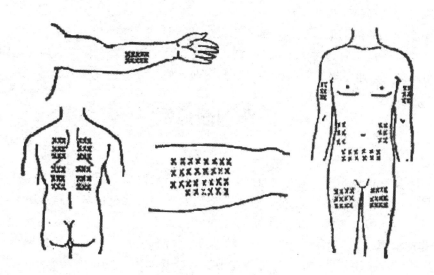

图 25-1　皮下注射部位

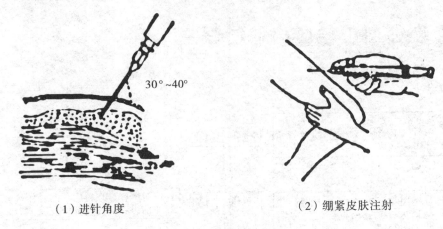

（1）进针角度　　　　　　　　　（2）绷紧皮肤注射

图 25 - 2　皮下注射法

（二）操作要点

1. 严格执行查对制度和无菌操作原则，操作娴熟，动作轻巧。

2. 进针角度 30°~40°，深度为针梗的 1/2~2/3，针梗勿全部刺入，防止针梗折断。

3. 做好护患沟通，消除患者紧张情绪。

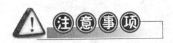

1. 对长期注射患者，应建立注射部位的使用计划，更换注射部位，以促进药物充分吸收。

2. 刺激性强的药物不宜皮下注射。

3. 注射少于 1ml 的药液，应用 1ml 注射器，以保证注入剂量准确无误。

4. 注射进针角度不宜超过 45°，以免刺入肌层。对于消瘦者，应捏起局部组织，穿刺角度适当减小。在三角肌下缘注射时，进针方向稍向外侧，以免药液注入肌层。

操作沟通范例

【案例】

王某，78 岁，退休干部。患糖尿病 26 年，近三年来血糖一直居高不下，已用足量的降血糖类药，但空腹血糖仍在 10mmol/L 以上，今晨八点收入我院内分泌科。医嘱：中效胰岛素 10U 皮下注射，每日两次，饭前 30 分钟注射。

1. 操作前解释：（核对床头卡，1 床，王某）您好！我是今天的当班护士小田，请问您能告诉我您的床号和姓名吗？哦，王爷爷是吧？我能核对一下您的手腕带吗？根据您病情，遵医嘱我要为您皮下注射中效胰岛素 10U，您以前注射过胰岛素吗？注射后，如出现心慌、头晕、出冷汗、呼吸急促等症状，请立即告诉我，好吗？请不要紧张，根据我的指导配合我就可以了，我会很轻的。

2. 操作中指导：（核对床头卡，再次核对患者姓名和腕带，洗手）王爷爷，请您伸出手臂好吗？我将在您的三角肌下缘注入中效胰岛素 10U，进针时有点痛，请别紧张，您以前在是在哪工作呢？什么时候退休的呢？好，已经注射好了。

3. 操作后嘱咐：王爷爷，您现在有什么不舒服吗？请您休息一会，如果有任何不适，请您按呼叫器。谢谢您的配合！

附：皮下注射法考核评分标准

项目		项目总分	操作要求	评分等级及分值				实际得分	备注
				A	B	C	D		
仪表		4	工作衣、帽、鞋穿戴整齐，戴好口罩	4	3	2	0~1		
操作前准备		6	洗手，修剪指甲	2	1.5	1	0		
			备齐用物，放置合理	4	3	2	0~1		
操作过程	抽吸药液	27	核对、检查药液（讲明查对内容）	5	4	3	0		
			正确使用无菌镊、无菌容器（或检查一次性注射器有效期、密封性）	5	4	3	0~2		
			锯安瓿，消毒安瓿砂轮方法正确	3	2	1	0		
			取注射器针头方法正确，不污染	4	3	2	0~1		
			正确抽吸药液，不余、不漏、不污染，抽吸后正确放置注射器	10	8	6	0~4		
	注射	53	评估患者，对患者做好解释，取得患者合作，注意护患沟通	5	4	3	0~2		
			患者体位正确	4	3	2	0		
			认真执行查对制度（讲明查对内容）	6	5	4	0~3		
			正确选择注射部位	6	5	4	0~3		
			消毒皮肤方法、范围正确	6	5	4	0~3		
			排气方法正确，不浪费药液	4	3	2	0~1		
			进针稳、准，角度、深度适宜，方法正确	8	7	6	0~5		
			抽回血，注药速度适宜	5	4	3	0~2		
			拔针方法正确	3	2	1	0		
			妥善放置用过物品	2	1.5	1	0		
			动作轻巧稳重	4	3	2	0		
护患沟通		5	护患沟通良好	5	4	3	0~2		
操作后		5	整理，合理安置患者	3	2	1	0		
			整理用物	2	1.5	1	0		
总计		100							
质量控制			1. 提醒后部位仍不正确扣20分 2. 出差错为不及格						

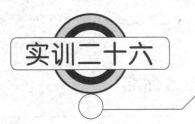

肌内注射法

实训二十六

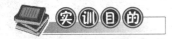

实训目的

1. 注入药物，用于不宜或不能口服或静脉注射，且要求比皮下注射更快发生疗效时。
2. 严格遵守无菌操作原则、"三查八对"制度，树立爱伤观念，防止差错的发生。
3. 能准确定位臀大肌、臀中肌、三角肌，认识损伤坐骨神经的危害性。
4. 加强语言沟通技能训练，分散患者注意力，减轻其痛苦。

用物准备

1. 注射盘：2%碘酊1瓶、75%乙醇溶液1瓶、棉签1包、砂轮1个、弯盘1个、医嘱本（注射卡）、2~5ml无菌注射器、6~7号针头，按医嘱备药液。
2. 其他用物：治疗车、医疗垃圾桶、生活垃圾桶、手消毒液、抹布。

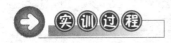

实训过程

1. 观看操作视频，教师总结操作要领。
2. 教师交代实训要求与注意事项：全班学生分为两个大组，教师分组示教。示教结束，每个大组4~6人组成一个合作小组，在模型上练习肌内注射法，操作熟练后，两人一组，在教师的指导下，进行实体操作。
3. 教师巡视，随时评价矫正不规范的操作。
4. 集中讲评训练情况。

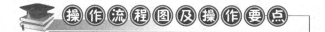

（一）操作流程图

1.护士：衣帽整洁、洗手、戴口罩、核对 2.用物：在治疗室内按医嘱吸取药液，备齐用物，检查有效期	**准备工作**	
1.携用物至患者旁，核对并解释 2.协助患者取合适体位，选择注射部位（图26-1） 3.常规消毒皮肤，待干 4.二次核对，排尽空气；取一干棉签 5.穿刺：一手拇、示指绷紧局部皮肤，一手持注射器，中指固定针栓，将针头迅速刺入（图26-2） 6.推药：松开绷紧皮肤的手，抽动活塞，如无回血，缓慢注入药液 7.拔针、按压：注射毕，干棉签轻压进针处，快速拔针，按压片刻，再次核对	**护理评估** **操作程序** **整理安置**	1.核对解释，取得患者的合作 2.评估患者的注射部位情况 1.协助患者取舒适体位 2.整理，分类处理用物
	洗手记录	

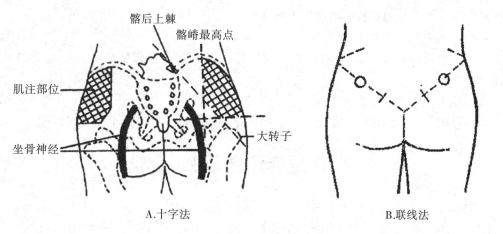

A.十字法　　　　　　　　B.联线法

图 26－1　臀大肌注射定位法

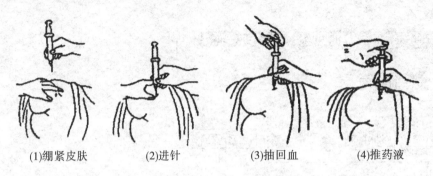

(1)绷紧皮肤　　　(2)进针　　　(3)抽回血　　　(4)推药液

图 26 - 2　肌内注射法

（二）操作要点

1. 按注射原则选择注射部位。

2. 进针角度：针头与注射部位成 90°角；深度：约为针梗的 2/3，切勿将针头全部刺入，以防针梗从根部衔接处折断，难以取出。

3. 消瘦者及患儿进针深度酌减。

4. 确保未刺入血管内，避免患者疼痛，注入药液过程中，注意观察患者的反应。

5. 严格按消毒隔离原则处理用物。

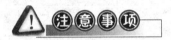

1. 严格执行查对制度和无菌操作原则。

2. 两种药物同时注射时，注意配伍禁忌。

3. 对两岁以下婴幼儿不宜选用臀大肌注射，因其臀大肌尚未发育好，注射时有损伤坐骨神经的危险，最好选择臀中肌和臀小肌注射。

4. 若针头折断，应先稳定患者情绪，并嘱患者保持原位不动，固定局部组织，以防断针移位，同时尽快用无菌血管钳夹住断端取出，如断端全部埋入肌肉，应速请外科医生处理。

5. 对需长期注射者，应交替更换注射部位，并选用细长针头，以避免或减少硬结的发生。如因长期多次注射出现局部硬结时，可采用热敷、理疗等方法予以处理。

操作沟通范例

【案例】

李某，女，16 岁，因感冒发热来门诊就诊。查体：T 37.6℃，BP 126/80mmHg，P 94 次/分。呼吸较快且音重，并伴有面色潮红、皮肤灼热、口唇干燥等。医生诊断为上呼吸道感染。医嘱：柴胡注射液 4ml，肌内注射，立即执行。

1. 操作前解释：你好，我是护士小何，你能告诉我你的姓名和年龄吗？小李，现在因为你感冒发热，遵医嘱我要为你肌内注射退烧药——柴胡注射液，注射疗效比口服药快，药液通过血液循环从而发挥退热作用，请放心，不要紧张，在注射过程中我会很轻，很仔细，希望你能根据我的指导配合我。

2. 操作中指导：小李，请坐在凳子上好吗？（协助患者取合适体位）先给你消毒皮肤，有些凉，请不要紧张，你现在在哪上学呢？几年级？有点胀吗？请再坚持一下，很快就好，已经结束了，你配合得非常棒。

3. 操作后嘱咐：小李，现在有什么不舒服吗？好的，你先休息一会，这几天忌食辛辣刺激和生冷食物。如果有任何不适，请立即按呼叫器，谢谢你的配合。

附：肌内注射法考核评分标准

项目	项目总分	操作要求	评分等级及分值				实际得分	备注
			A	B	C	D		
仪表	4	工作衣、帽、鞋穿戴整齐，戴好口罩	4	3	2	0~1		
操作前准备	6	洗手、修剪指甲	2	1.5	1	0		
		备齐用物、放置合理	4	3	2	0~1		
操作过程	抽吸药液 27	核对、检查药液（讲明查对内容）	5	4	3	0		
		正确使用无菌镊、无菌容器（或检查一次性注射器有效期、密封性）	5	4	3	0~2		
		锯安瓿、消毒安瓿砂轮方法正确	3	2	1	0		
		取注射器针头方法正确，不污染	4	3	2	0~1		
		正确抽吸药液，不余、不漏、不污染，抽吸后正确放置注射器	10	8	6	0~4		
	注射 53	评估患者，对患者做好解释，取得患者合作，注意护患沟通	5	4	3	0~2		
		患者体位正确	4	3	2	0		
		认真执行查对制度（讲明查对内容）	6	5	4	0~3		
		正确选择注射部位	6	5	4	0~3		
		消毒皮肤方法、范围正确	6	5	4	0~3		
		排气方法正确，不浪费药液	4	3	2	0~1		
		进针稳、准，角度、深度适宜，方法正确	8	7	6	0~5		
		抽回血，注药速度适宜	5	4	3	0~2		
		拔针方法正确	3	2	1	0		
		妥善放置用过物品	2	1.5	1	0		
		动作轻巧稳重	4	3	2	0		
护患沟通	5	护患沟通良好	5	4	3	0~2		
操作后	5	整理患者床单位，合理安置患者	3	2	1	0		
		整理用物	2	1.5	1	0		
总计	100							
质量控制		1.提醒后部位仍不正确扣20分 2.出差错为不及格						

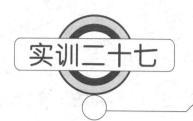

实训二十七 过敏试验液的配制

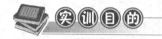

通过学习过敏试验液的配制操作，可用于各种药物过敏试验，以观察局部及全身反应，预防过敏反应。

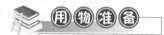

1. 青霉素过敏试验液的配制：治疗车上层（治疗盘内备常规消毒药、无菌棉签、砂轮、开瓶器、80 万 U 青霉素 1 支、10ml 生理盐水、5ml 注射器、1ml 注射器、注射卡、手消毒液、0.1% 盐酸肾上腺素 1 支）。治疗车下层（生活垃圾桶、医用垃圾桶、锐气回收盒）。

2. 头孢过敏试验液的配制同青霉素皮试液的配制，需将青霉素换成头孢菌素（先锋霉素，每瓶 0.5g）。

3. 链霉素过敏试验液的配制同青霉素皮试液的配制，需将青霉素换成 100 万 U 链霉素，另备葡萄糖酸钙或氯化钙、新斯的明。

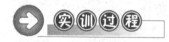

1. 观看录像视频，教师总结操作要领。

2. 教师交代实训要求与注意事项：全班学生分为两个大组，教师分组示教。示教结束，学生进行操作练习。

3. 教师巡视，随时评价矫正不规范的操作。

4. 集中讲评本次的训练情况。

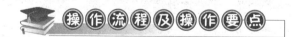

（一）操作流程

1. 青霉素过敏试验液的配制如下表所示。

步骤	青霉素	加生理盐水（ml）	药液浓度（U/ml）	要点说明
溶解药液	每瓶 80 万 U	4	20 万	用 5ml 注射器
1 次稀释	取上液 0.1ml	至 1	2 万	用 1ml 注射器
2 次稀释	取上液 0.1ml	至 1	2000	配制时需将药液混匀
3 次稀释	取上液 0.1～0.25ml	至 1	200～500	配制完毕，妥善放置

2. 头孢过敏试验液的配制如下表所示。

步骤	先锋霉素	加生理盐水（ml）	药液浓度	要点说明
溶解药液	每支 0.5g	2	250mg/ml	用 5ml 注射器
1 次稀释	取上液 0.2ml	至 1	50mg/ml	用 1ml 注射器
2 次稀释	取上液 0.1ml	至 1	5mg/ml	配制时需将药液混匀
3 次稀释	取上液 0.1ml	至 1	500μg/ml	配制完毕，妥善放置

3. 链霉素过敏试验液的配制如下表所示。

步骤	链霉素	加生理盐水（ml）	药液浓度（U/ml）	要点说明
溶解药液	每支 100 万 U	3.5	25 万	用 5ml 注射器
1 次稀释	取上液 0.1ml	至 1	2.5 万	用 1ml 注射器
2 次稀释	取上液 0.1ml	至 1	2500	混匀，妥善放置

（二）操作要点

1. 操作过程中要严格执行无菌操作原则。

2. 进行皮试液配制时，抽吸药液量要准确，每次抽吸后应充分混匀，以确保试验液浓度的准确性。

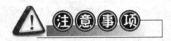 注意事项

1. 试验用药含量要准，配制后在冰箱中保存不应超过 24 小时，注射器应用 1ml 刻度者。

2. 更换同类药物或不同批号或停药 3 天以上，最好重新做皮内试验。

3. 皮试阴性的患者，注射时也可发生过敏反应，故应做好抢救准备。

4. 20 分钟后，观察皮试结果。

操作沟通范例

【案例】

高某，男，50 岁，因肺部感染到村医院就医，卫生所医生根据病情进行青霉素过敏试验。

1. 操作前解释：您好！我是您的管床护士小马，您能告诉我您的床号和姓名吗？高先生，因为您肺部感染，要用青霉素消炎治疗，用药前先要做药物过敏试验，试验结果阴性，就可以放心用药了，您以前用过青霉素吗？您和您的家族成员中对青霉素或其他药物有没有过敏反应？如出现心慌、气急、呼吸困难、腹痛、皮肤瘙痒等症状，请立即告诉我，好吗？现在我为您做皮试，请不要紧张，我保证很轻，希望您能配合。

2. 操作中指导：高先生，请您伸出手臂好吗？手心向上，在您的前臂掌侧注入少量青霉素皮试液，进针时有点痛，请别紧张，您用过早餐了吗？入院时是谁陪同您来的？您的家人真关心您。好，皮试已经做好了。

3. 操作后嘱咐：高先生，您现在有什么不舒服吗？针眼处不能用手挤压，请您休息一会，不要走开，待 20 分钟后我来观察结果，如果您有什么不舒服，呼叫器在这里，请及时按。您放心，我会及时来看您的，谢谢您的配合。

附：过敏试验液的配制考核评分标准

项目	项目总分	操作要求	评分等级及分值				实际得分	备注
			A	B	C	D		
仪表	4	工作衣、帽、鞋穿戴整齐，戴好口罩	4	3	2	0~1		
操作前准备	3	洗手、修剪指甲；备齐用物、放置合理	3	2	1	0		
评估	3	了解患者药物过敏史、药物性质、用药目的，评估操作环境是否符合标准	3	2	1	0		
操作过程	80	核对医嘱、药物（有效期、瓶盖、液体、溶液）	5	4	3	0~2		
		消毒瓶盖方法正确，蘸消毒液适量并及时盖碘伏瓶盖	10	8	6	0~3		
		检查注射器方法正确（检查是否漏气及有效期）	3	2	1	0~1		
		夹持注射器、针梗手法正确	4	2	1	0~1		
		吸药方法正确、排气方法正确	10	8	6	0~3		
		稀释液将药物完全溶解	5	4	3	0~2		
		剂量准确，无药液浪费，未跨越无菌区	16	14	10	0~8		
		每次稀释后混匀药液能正确说出皮试液浓度	12	10	8	0~6		
		配制完毕贴标记，注明过期日期及时间	5	4	3	0~2		
		皮试液放置在无菌治疗盘内	5	4	3	0~2		
		整理用物，洗手	5	4	3	0~2		
评价	10	无菌观念强	4	3	2	0~1		
		操作熟练规范，动作轻巧，物品放置合理，省时省力	3	2	1	0~1		
		6分钟完成（从准备到配制完成），每超过30秒扣1分	3	2	1	0~1		
总计	100							

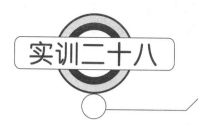

实训二十八　　**静脉注射法**

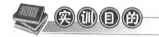

1. 注入药物，用于不宜口服、皮下注射、肌内注射或迅速发挥药效时。
2. 注入药物做某些诊断性检查、静脉营养治疗。

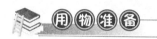

1. 注射盘：根据药液量选择合适的注射器、6~9号针头或头皮针、2%碘酊1瓶、75%乙醇溶液1瓶、棉签1包、砂轮1个、弯盘1个、无菌纱布、止血带、注射用小枕，按医嘱备药液。

2. 其他用物：治疗车、医嘱本（注射卡）、医疗垃圾桶、生活垃圾桶、手消毒液、抹布。

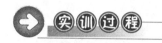

1. 观看操作视频，教师总结操作要领。
2. 教师交代实训要求与注意事项：全班学生分为两个大组，教师分组示教。示教结束，每个大组4~6人组成一个合作小组，在模型上练习静脉注射法，操作熟练后，两人一组，在教师的指导下，进行实体操作。
3. 教师巡视，随时评价矫正不规范的操作。
4. 集中讲评训练情况。

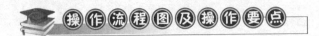 操作流程图及操作要点

（一）操作流程图

1.护士：衣帽整洁，洗手、戴口罩，核对 2.用物：在治疗室内按医嘱吸取药液，备齐用物，检查各项用物有效期	**准备工作**

护理评估
1.评估患者的病情、意识、用药史、过敏史
2.心理状态，合作程度，局部皮肤、血管状况

1.携用物至患者旁，核对并解释
2.协助患者取合适体位，选择合适静脉，粗、直、弹性好、易于固定，避开关节和静脉瓣
3.距进针点上方6cm处，扎止血带
4.螺旋形由内向外消毒皮肤（75%乙醇），直径 > 5cm，排尽注射器内空气
5.二次核对，嘱患者握拳
6.左手绷紧皮肤，右手持注射器、针头斜面向上。15°～30°角进针，见回血后再平行进针少许（图28-1）
7.放松止血带，松拳
8.右手示指固定针栓，左手缓慢推药，并观察反应
9.棉签放穿刺点上方，迅速拔针，局部按压，勿按揉
10.再次核对，观察反应

操作程序

整理安置
1.协助患者取舒适体位
2.整理患者床单位，分类处理用物

洗手记录

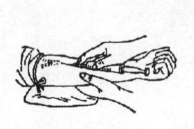

（1）注射器进针法

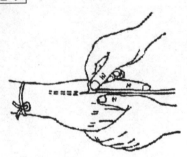

（2）头皮针进针法

图 28-1　静脉注射进针

（二）操作要点

1. 按注射原则选择注射部位。

2. 选择合适的静脉，以手指探明静脉走向及深浅。

3. 对需长期注射者，应有计划地由小到大，由远心端到近心端选择静脉。

4. 止血带末端向上，以防污染无菌区域。

5. 穿刺时应沉着，切勿乱穿刺，一旦出现局部血肿，立即拔出针头，按压局部，另选其他静脉重新穿刺。

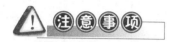

1. 严格执行注射原则。

2. 静脉注射时应选择粗、直、弹性好、不滑动、避开关节和静脉瓣的静脉进行注射。

3. 根据患者年龄、病情、药物性质，掌握推药的速度，并随时倾听患者的主诉、观察局部和全身反应。

4. 静脉注射有强烈刺激性药物时，一定要在确认针头在静脉内后方可推注药液，以免药液外溢导致组织坏死。

5. 股静脉注射时如抽出血液颜色为鲜红色，提示针头进入股动脉，应立即拔针，用无菌纱布加压穿刺处 5～10 分钟，直至无出血为止。

操作沟通范例

【案例】

林某，女，18 岁，因皮肤过敏，荨麻疹而就诊。

1. 操作前解释：你好，我是你的责任护士小王，请问你叫什么名字？你现在皮肤很痒是吧？待会我会给你静脉注射葡萄糖酸钙，此药能抗过敏，缓解你的症状，用药后你会感到舒服些。你以前打过静脉针吗？你想在哪侧手臂注射？请你将袖子拉高，让我检查一下你的血管情况，我将选择比较粗直、有弹性的静脉进行注射，尽量减轻进针给你带来的疼痛，也请你配合我好吗？请不要紧张，我会动作很轻，很仔细的……

2. 操作中指导：小林，请将手伸直，现在消毒皮肤，有些凉，请不要紧张，请握紧拳头，进针时稍有一点痛感，请忍耐一下。很好，请放松拳头，注射葡萄糖酸钙时，你会有热感，这是正常反应，请不要害怕（边推注药液边观察病情）。再坚持一下就好了。

3. 操作后嘱咐：小林，请你轻轻按压拔针处片刻，勿放松或揉搓，这样可以防止针眼处出血或渗血而造成皮肤青紫肿胀。现在感觉舒服一些了吗？请好好休息一下（安置卧位）。如果有需要或不适请及时按呼叫器，我也会经常来看你的，谢谢你的配合。

附：静脉注射法考核评分标准

项目	项目总分	操作要求	评分等级及分值 A	B	C	D	实际得分	备注
仪表	4	工作衣、帽、鞋穿戴整齐，戴好口罩	4	3	2	0~1		
操作前准备	6	洗手、修剪指甲	2	1.5	1	0		
		备齐用物、放置合理	4	3	2	0~1		
操作过程 抽吸药液	27	核对、检查药液（讲明查对内容）	5	4	3	0~2		
		正确使用无菌镊、无菌容器（或检查一次性注射器有效期、密封性）	5	4	3	0~2		
		锯安瓿、消毒安瓿砂轮方法正确	3	2	1	0		
		钳取注射器针头方法正确，不污染	4	3	2	0~1		
		正确抽吸药液，不余、不漏、不污染，抽吸后正确放置注射器	10	8	6	0~4		
	注射	评估患者，对患者做好解释，取得患者合作	3	2	1	0		
		核对（讲明查对内容）	6	5	4	0~3		
		消毒皮肤范围、方法正确	4	3	2	0~1		
		系止血带部位、方法正确	4	3	2	0~1		
	48	排气方法正确，不浪费药液	3	2	1	0		
		注射方法正确，一针见血（退针一次得10分，退针二次得8分，重注一次得8分）	15	10	8	0~7		
		穿刺后做好二松（拳、止血带）	3	1.5	1	0		
		注射速度适宜，拔针方法正确	4	3	2	0~1		
		关心患者，注意身心反应	2	1.5	1	0		
		动作轻巧稳重，妥善放置用过物品	4	3	2	0~1		
护患沟通	10	护患沟通良好	10	8	6	0~4		
操作后	5	整理患者床单位，妥善安置患者	3	2	1	0		
		整理用物	2	1.5	1	0		
总计	100							
质量控制		1. 提醒后仍不松止血带扣10分 2. 出差错为不及格						

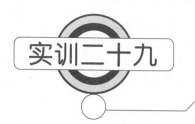

实训二十九　　**雾化吸入疗法**

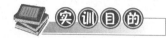

1. 通过实训学会应用超声波雾化器、氧气雾化器对患者实施给药。
2. 实训后学会超声波雾化器、氧气雾化器的消毒方法。

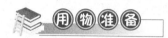

1. 超声波雾化吸入给药法：治疗车上置超声波雾化器 1 套（图 29－1）、药液（按医嘱）、冷蒸馏水、水温计 1 支、注射器 1 支、弯盘、纸巾等。
2. 氧气雾化吸入给药法：雾化吸入器 1 个、供氧装置 1 套（湿化瓶内不放水），注射器 1 支，按医嘱备药等。

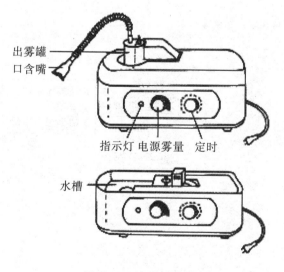

图 29－1　超声雾化器

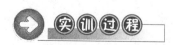

1. 观看录像视频，教师总结操作要领。
2. 教师交代实训要求与注意事项：全班学生分为两个大组，教师分组示教。示教结束，

每个大组 4～6 人组成一个合作小组。

3. 教师巡视，随时评价矫正不规范的操作。

4. 集中讲评本次的训练情况。

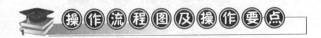 操作流程图及操作要点

（一）操作流程图

超声波雾化吸入给药法的操作流程图

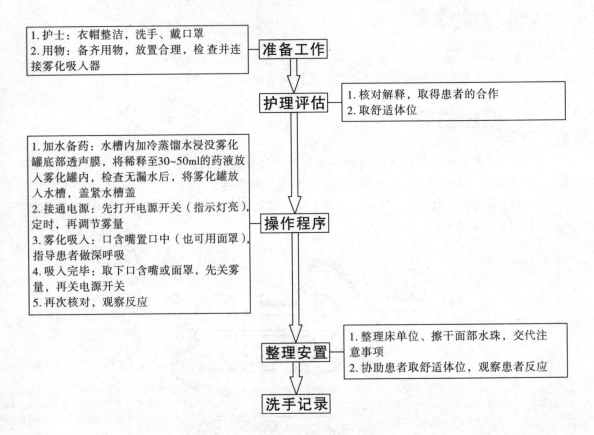

1.护士：衣帽整洁，洗手、戴口罩
2.用物：备齐用物，放置合理，检查并连接雾化吸入器

准备工作

护理评估
1.核对解释，取得患者的合作
2.取舒适体位

1.加水备药：水槽内加冷蒸馏水浸没雾化罐底部透声膜，将稀释至30~50ml的药液放入雾化罐内，检查无漏水后，将雾化罐放入水槽，盖紧水槽盖
2.接通电源：先打开电源开关（指示灯亮），定时，再调节雾量
3.雾化吸入：口含嘴置口中（也可用面罩），指导患者做深呼吸
4.吸入完毕：取下口含嘴或面罩，先关雾量，再关电源开关
5.再次核对，观察反应

操作程序

整理安置
1.整理床单位、擦干面部水珠，交代注意事项
2.协助患者取舒适体位，观察患者反应

洗手记录

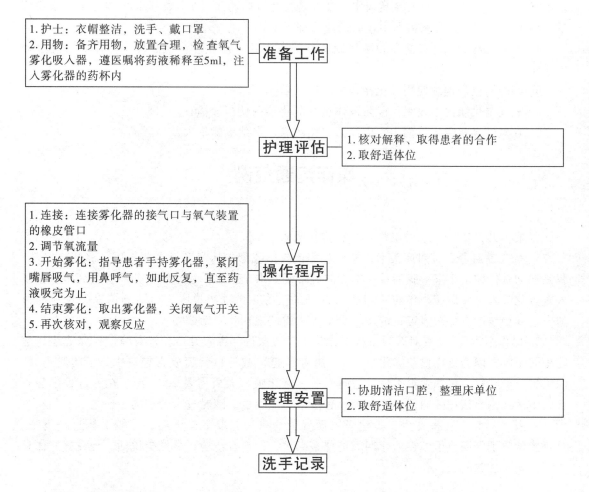

氧气雾化吸入给药法的操作流程图

准备工作
1. 护士：衣帽整洁，洗手、戴口罩
2. 用物：备齐用物，放置合理，检查氧气雾化吸入器，遵医嘱将药液稀释至5ml，注入雾化器的药杯内

护理评估
1. 核对解释、取得患者的合作
2. 取舒适体位

操作程序
1. 连接：连接雾化器的接气口与氧气装置的橡皮管口
2. 调节氧流量
3. 开始雾化：指导患者手持雾化器，紧闭嘴唇吸气，用鼻呼气，如此反复，直至药液吸完为止
4. 结束雾化：取出雾化器，关闭氧气开关
5. 再次核对，观察反应

整理安置
1. 协助清洁口腔，整理床单位
2. 取舒适体位

洗手记录

（二）操作要点

1. 水槽内加冷蒸馏水，药液稀释至 30～50ml，放入雾化罐内。

2. 接通电源，先开电源开关，再开雾量调节开关，根据需要调节雾量。

3. 指导患者闭口深呼吸，以使药液到达呼吸道深部，更好发挥药效。

4. 每次使用时间为 15～20 分钟。

5. 治疗毕，先关雾化开关，再关电源开关，以免损坏雾化器。

6. 倒掉水槽内的水并擦干，雾化罐、口含嘴和螺纹管浸泡消毒 1 小时，再清洗擦干备用。

7. 连接氧气装置与雾化器，氧气湿化瓶内不放水，调节氧流量达 6～8L/min。

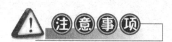 注意事项

1. 严格执行查对制度及给药原则。

2. 使用前，先检查雾化器各部件有无松动、脱落等异常情况。

3. 水槽和雾化罐切忌加温水或热水；在使用过程中，如发现水槽内水温超过50℃或水量不足，应先关机，再更换冷蒸馏水；如发现雾化罐内药液过少，影响正常雾化，可增加药量，但不必关机，只需从盖上小孔向内注入即可。

4. 水槽底部的晶体换能器和雾化罐底部的透声膜薄而质脆，易破碎，操作和清洗过程中，动作应轻，以免损坏。

5. 特殊情况需连续使用雾化器，中间应间歇30分钟。

6. 氧气湿化瓶内不放水，以防液体进入雾化器内使药液稀释。

7. 在氧气雾化吸入过程中，应注意安全用氧，严禁接触烟火及易燃品。

操作沟通范例

【案例】

张某，男，35岁。急性喉炎，需行雾化吸入。

1. 操作前解释：核对床头卡，您好！您能告诉我您的床号和姓名吗？哦，张先生是吧？我是您的责任护士小宋，我能看一下你的腕带吗？由于您患了急性喉炎，需要为您做雾化吸入。雾化吸入是应用超声波将药液变成细微的气雾，由呼吸道吸入，达到消除喉炎症的目的。这项操作没有什么痛苦，请您不要紧张，我们现在就开始好吗？

2. 操作中指导：（查对医嘱，核对床头卡，再次询问患者姓名，核对腕带）张先生，您能坐起来吗？因为这样便于雾化吸入。（患者坐起）我将口含嘴放入您口中，请闭紧嘴唇，深吸气，鼻呼气……您觉得雾量合适吗？……雾化吸入大概需要20分钟，在这过程中您有什么不适或需要请按呼叫器，我们会及时过来的。我也会随时过来看您的……

3. 操作后嘱咐：张先生，雾化吸入做好了，我为您取下口含嘴，您躺下休息一下吧。是否感觉嗓子舒服点了？在治疗期间请您多喝水，饮食宜清淡，尽量少说话，您先好好休息一下，谢谢您的配合。

附：雾化吸入疗法考核评分标准

项目		项目总分	操作要求	评分等级及分值				实际得分	备注
				A	B	C	D		
仪表		5	工作衣、帽、鞋穿戴整齐，戴好口罩	5	4	3	0~2		
操作前准备		5	洗手、修剪指甲	2	1.5	1	0		
			备齐用物、放置合理	3	2	1	0		
操作过程	雾化准备	25	核对、检查医嘱认真、仔细	5	4	3	0~2		
			检查雾化器各部件连接准确	5	4	3	0~2		
			加水至水槽量方法正确	5	4	3	0~2		
			雾化罐内加药方法及稀释方法正确	5	4	3	0~2		
			加药过程严格执行"三查七对"	5	4	3	0~2		
	雾化过程	40	评估患者，做好解释，询问过敏史	5	4	3	0~2		
			再次查对清楚	5	4	3	0~2		
			接通电源，开启开关方法、顺序正确	10	8	6	0~4		
			面罩或口含嘴放置部位方法正确	5	8	6	0~4		
			调节雾量正确	5	8	6	0~4		
			指导患者用口吸气，用鼻呼气	5	6	4	0~3		
			吸入时间适宜（15~20分钟）	5	4	3	0~2		
护患沟通		10	操作中注意护患沟通	10	8	6	0~4		
操作后		15	停止吸入关闭开关顺序正确	5	2	1	0		
			清理用物，整理床单位	5	2	1	0		
			消毒超声雾化吸入器各部件方法正确	5	2	1	0		
总计		100							
质量控制			操作过程出差错不及格						

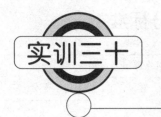

密闭式静脉输液法

实训三十

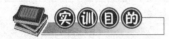

1. 能正确选择穿刺部位。

2. 学会周围静脉输液操作技术，牢固树立"三查七对"的观念，熟练运用无菌技术，防止差错事故的发生。

3. 学会输液滴速的调节方法，能处理输液过程中出现的各种故障。

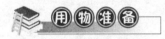

1. 治疗车上层：注射盘用物一套、弯盘、液体及药物（按医嘱准备）、加药用注射器及针头、止血带、输液敷贴、小垫枕、治疗巾、瓶套、砂轮、开瓶器、输液器一套、输液贴、输液卡、输液记录单、手消毒液。

2. 治疗车下层：利器盒、生活垃圾桶、医疗垃圾桶。

3. 其他：输液架，必要时备小夹板、棉垫及绷带、输液泵。

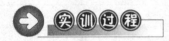

1. 观看录像视频，教师总结操作要领。

2. 教师交代实训要求与注意事项：全班学生分为两个大组，教师分组示教。示教结束，每个大组 4~6 人组成一个合作小组，在模型上练习密闭式静脉输液法，操作熟练后，两人一组，在教师的指导下，进行实体操作。

3. 教师巡视，随时评价矫正不规范的操作。

4. 集中讲评本次的训练情况。

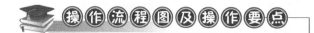

（一）操作流程图

1. 护士：衣帽整洁，洗手、戴口罩
2. 用物：检查注射器、输液器、消毒液、输液胶贴、无菌棉签等
3. 准备药物：核对医嘱，核查药名、浓度、剂量、有效期，查瓶口有无松动、瓶身有无裂痕，查药液是否混浊、有无沉淀或絮状物，同法检查安瓿
4. 检查一次性用物，常规消毒，再次核对，根据医嘱及无菌技术要求加药，检查配制好的药液，贴输液卡于瓶身，操作后核对

准备工作

护理评估
1. 核对解释、取得患者的合作
2. 取舒适体位

1. 携用物至床旁，核对床号、姓名，协助患者做好准备（评估排尿情况），取舒适体位
2. 打开输液器包装袋，关紧调节器，将输液瓶倒挂于输液架上
3. 一次排气成功，待液体流至穿刺针栓时关闭调节器，将针柄挂在莫菲管上(图30-1)
4. 铺垫巾（小枕），放止血带，选择穿刺部位
5. 以进针点为中心，消毒皮肤（大于5cm），待干，备输液贴，扎止血带，再次消毒，查对医嘱

操作程序
6. 再次检查输液管内空气是否排尽（排液入弯盘），关调节器，绷紧皮肤，一次穿刺成功，见回血再进针少许，松止血带，嘱患者松拳，开调节器，固定针头，待液体滴入通畅，患者无不舒适、局部无红肿外渗，再用输液胶贴固定(图30-2)
7. 根据患者病情、年龄及药液性质调节滴速
8. 再次核对，交代注意事项，在输液巡回单上记录
9. 观察输液情况，听取患者主诉，处理输液故障，及时更换药液，及时记录
10. 输液完毕：轻轻撕开敷贴或胶布，拧紧调节器，按住输液贴，迅速拔针

整理安置
1. 整理床单位，取舒适体位
2. 分类放置垃圾，统一处理

洗手记录

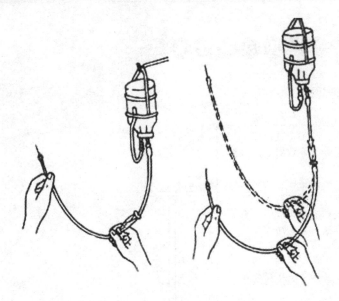

图 30-1　静脉输液排气法

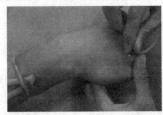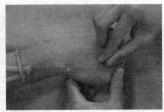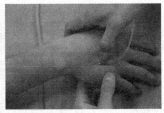

图 30-2　静脉输液进针法

（二）操作要点

1. 输液贴勿覆盖原有的标签。

2. 输液前排尽输液管内的气体，防止发生空气栓塞。

3. 如果静脉充盈不良，可以采取按摩血管，嘱患者反复握拳、松拳几次等措施。

4. 对需要 24 小时持续输液者，应每日更换输液器。

5. 按无菌技术原则进行穿刺，成功后松止血带，固定。

6. 调节输液速度，一般成人 40~60 滴/分，儿童 20~40 滴/分。

7. 协助患者取舒适卧位，将呼叫器放置于患者方便取用处。

8. 拔针时勿用力按压局部，勿揉搓，以免引起疼痛青紫。按压部位应该稍靠穿刺点上方，以压迫静脉进针点，防止皮下出血。

⚠ 注意事项

1. 严格执行无菌操作原则及查对制度。

2. 合理安排输液顺序，并根据治疗原则，按急、缓及药物半衰期等情况合理分配药物。

3. 对需要长期输液的患者，要注意保护和合理使用静脉，一般从远端小静脉开始穿刺

（抢救时可例外）。

4. 注意药物的配伍禁忌，对于刺激性或特殊药物，应在确认针头已刺入静脉内时再输入。

5. 严格掌握输液的速度。对有心、肺、肾疾病的患者，老年患者、婴幼儿以及输注高渗、含钾或升压药液的患者，要适当减慢输液速度；对严重脱水，心肺功能良好者可适当加快输液速度。

6. 输液过程中要加强巡视，密切观察下列情况并及时处理、做好记录。

（1）患者有无输液反应：发热反应、循环负荷过重、静脉炎、空气栓塞。

（2）注射局部有无肿胀或疼痛。

（3）输液是否通畅、顺利：针头或输液管有无漏液、针头有无脱出、阻塞或移位，输液管有无扭曲、受压，液面有无自行下降等。

操作沟通范例

【案例】

黄某，男，35岁。因转移性右下腹疼痛20小时，以"急性阑尾炎"收入院。急诊行"阑尾切除术"，现手术后第一天。医嘱静脉输液：5% 葡萄糖溶液 250ml + 头孢拉定 3.0g，静脉滴注。

1. 操作前解释：（核对床头卡）您好，我是您的责任护士小李，您能告诉我您的床号和姓名吗？黄先生是吧？我能核对一下您的腕带吗？黄先生，您今天是术后第一天，感觉怎样？下床活动了吗？待会要给您输液，这是给您消炎补液用的。您准备在哪只手输液呢？我看一下好吗？嗯，左手手背这条血管很清楚，弹性也不错，皮肤无瘢痕及硬结，我们今天就扎这儿行吗？需要我协助您小便吗？待会不要紧张，放轻松，我会动作很轻，很仔细的，请您放心。

2. 操作中指导：（查对医嘱，核对床头卡，再次询问患者姓名，核对腕带）黄先生，请您躺好，把左手伸直放平，垫个小枕，先消毒一次，现在我要给您扎止血带，可能有些紧，不过请您稍微忍耐一下，因为这样可以使您的血管更加充盈。我们再消毒一次，请握拳，进针时稍微有点痛，请忍耐一下。好了，黄先生，请您松拳，液体是通畅的，没有哪不舒服的话我就帮您固定了，（根据患者病情、年龄及药物性质调节滴速）输液已经给您打好了，感觉有哪不舒服吗？（同时观察患者的反应）

3. 操作后嘱咐：黄先生，输液速度我已经为您调节好了，60滴/分，请您和您的家人不要随意调动，输液过程中我会经常过来看您的，如果您有任何不适，也可以随时按呼叫器叫我。那您先好好休息，我就不打扰了您了（记录输液巡回单，注意观察患者的反应，协助患者盖被）。

（输液结束）黄先生，今天的输液已经全部结束，要给您拔针了。您感觉怎么样？好的，我已经把针拔了，请您轻轻按压一下不要揉，直至不出血。您还有什么需要呢？如果您有任何的不舒服，可以随时按呼叫器叫我，您先好好休息，我帮您把被子盖好……（收回并记录输液巡回单，注意观察患者的反应）

附：密闭式静脉输液法考核评分标准

项目		分值	操作要求	评分等级及分值				实际得分	备注
				A	B	C	D		
操作前准备		5	护士准备：衣、帽、鞋整洁，洗手、戴口罩	5	4	3	2		
		5	用物准备：用物齐全，有效期、放置合理	5	4	3	2		
评估患者		4	询问、了解患者身体状况，评估操作环境	4	3	2	1		
		6	评估穿刺部位皮肤、血管状况，告知患者输液目的、用药等，以取得合作	6	5	4	3		
操作过程	准备药液	5	核对医嘱，核查药名、浓度、剂量、有效期，检查瓶口有无松动、瓶身有无裂痕，检查药液是否混浊、有无沉淀或絮状物，同法检查安瓿	5	4	3	2		
		10	检查一次性用物，常规消毒，再次核对，根据医嘱及无菌技术要求加药，检查配制好的药液，贴输液卡于瓶身，操作后核对	10	8	6	4		
	输液	5	携用物至床旁，核对床号、姓名，协助患者做好准备（评估排尿情况），取舒适体位	5	4	3	0~2		
		3	选择穿刺部位，铺垫巾（小枕），放止血带	3	2	1	0		
		3	消毒瓶塞，脱碘2次	3	2	1	0		
		4	打开输液器，将输液管及排气针头插入瓶塞至针头根部，关紧调节器，将输液瓶倒挂于输液架上	4	3	2	1		
		7	一次排气成功，待液体流至穿刺针栓时关闭调节器，将针柄挂在莫菲管上	7	6	5	0~4		
		7	以进针点为中心，消毒皮肤（5~8cm），待干，备输液贴，扎止血带，再次消毒，查对医嘱	7	6	5	0~4		

续表

项目		分值	操作要求	评分等级及分值				实际得分	备注
				A	B	C	D		
操作过程	输液	15	再次检查输液管内空气是否排尽（排液入弯盘），关调节器，绷紧皮肤，一次穿刺成功，见回血再进针少许，松止血带，嘱患者松拳，开调节器，固定针头，撤用物，将输液肢体放置舒适	15	10	5	0~4		
		2	调节输液速度（成人 40~60 滴/分，小儿 20~40 滴/分）	2	1	0	0		
		4	再次查对，取舒适体位，整理床单位，放置呼叫器开关于患者可取处	4	3	2	1		
		5	分类清理用物，洗手，记录时间，签名	5	4	3	0~2		
指导患者		5	告知患者输液目的、药物、不良反应	5	4	3	0~2		
		5	告知患者输液中的注意事项	5	4	3	0~2		
总计		100							

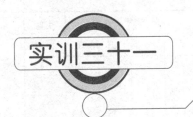

静脉留置针技术

实训三十一

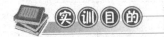

1. 能正确选择穿刺部位。

2. 学会周围静脉输液操作技术，牢固树立"三查七对"的观念，熟练运用无菌技术，防止差错事故的发生。

3. 学会输液滴速的调节方法，能处理输液过程中出现的各种故障。

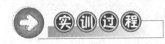

1. 注射盘用物一套、止血带、注射卡、注射器、药液（根据医嘱准备）、输液贴、瓶套、输液器、透明敷贴、输液巡回单、弯盘、洗手液。

2. 静脉留置针一套、封管液（无菌生理盐水或稀释肝素液）（图31-1）。

3. 输液架、利器盒，必要时备止血钳或小夹板及绷带、一次性手套。

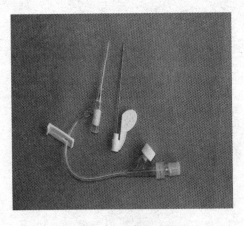

图31-1 静脉留置针

1. 观看录像视频，教师总结操作要领。

2. 教师交代实训要求与注意事项：全班学生分为两个大组，教师分组示教。示教结束，每个大组 4~6 人组成一个合作小组，在模型上练习静脉留置针技术；操作熟练后，两人一组，在教师的指导下，进行实体操作。

3. 教师巡视，随时评价矫正不规范的操作。

4. 集中讲评本次的训练情况。

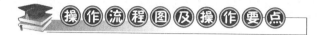

操作流程图及操作要点

（一）操作流程图

1. 护士：衣帽整洁，洗手、戴口罩
2. 用物：检查注射器、输液器、消毒液、留置针、输液胶贴、无菌棉签等
3. 准备药物：核对医嘱，核查药名、浓度、剂量、有效期，查瓶口有无松动、瓶身有无裂痕，查药液是否混浊、有无沉淀或絮状物，同法检查安瓿
4. 检查一次性用物，常规消毒，再次核对，根据医嘱及无菌技术要求加药，检查配制好的药液，贴输液卡于瓶身，操作后核对

准备工作

护理评估
1. 核对解释，取得患者的合作
2. 取舒适体位

1. 携用物至床旁，核对床号、姓名，协助患者做好准备（评估排尿情况），取舒适体位
2. 打开输液器包装袋，关紧调节器，将输液器与输液瓶连接，输液瓶倒挂于输液架上
3. 一次排气成功，连接留置针与输液器，打开调节器，排尽套管针内的气体，关闭调节器，妥善安置留置针针头
4. 铺垫巾（小枕），放止血带，选择穿刺部位
5. 以进针点为中心，消毒皮肤（大于5cm），待干，备胶布及透明敷贴，并在敷贴的相应位置写上日期和时间，在穿刺点上方8~10cm处扎止血带，再次消毒，查对医嘱
6. 再次检查输液管内空气是否排尽（排液入弯盘），关调节器，取下留置针针帽，绷紧皮肤，进针，见回血后再进针少许（0.2cm），稍退针芯，顺势推送软管进入静脉，再推出针芯，松止血带，嘱患者松拳，开调节器，固定针头，待液体滴入通畅，患者无不舒适、局部无红肿外渗，再用透明敷贴固定（图31-2）

操作程序

7. 根据患者病情、年龄及药液性质调节滴速
8. 再次核对，交代注意事项，在输液巡回单上记录
9. 观察输液情况，听取患者主诉，处理输液故障，及时更换药液，及时记录
10. 输液完毕，抽取2~5ml封管液，拔出部分输液针头，针尖斜面在肝素帽内缓慢推注封管液，剩下1ml左右时，边推注边拔出针头
11. 再次输液：常规消毒肝素帽，将已排气的输液针插入肝素帽内，进行输液
12. 拔管按压：关闭调节器，揭开透明敷贴，用无菌干棉签轻压穿刺点上方，快速拔出留置针

整理安置
1. 整理床单位，取舒适体位
2. 分类放置垃圾，统一处理

洗手记录

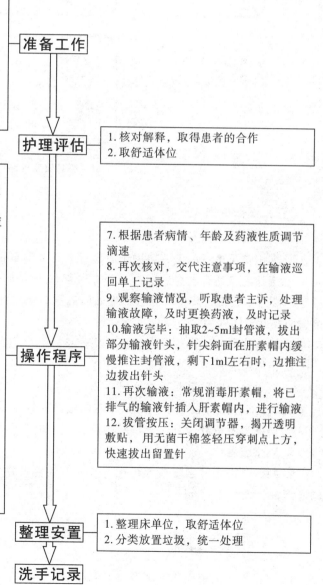

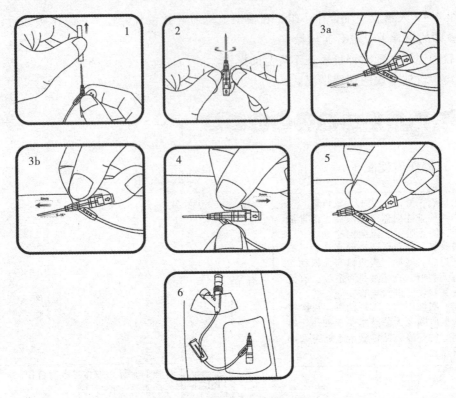

图 31 - 2　静脉留置针操作步骤

（二）操作要点

1. 核对医嘱，做好准备。

2. 携用物至患者床旁，协助患者做好准备，取舒适体位。

3. 选择患者适宜的穿刺部位，距穿刺部位上方 8 ~ 10cm 处扎止血带进行穿刺，穿刺成功后，松开止血带，并压住导管前端处的静脉，抽出针芯，连接肝素帽或者正压接头，用无菌透明膜做封闭式固定。

4. 将输液器与肝素帽或者正压接头连接。

5. 根据患者病情调节滴速。

6. 用无菌透明敷贴对留置针管做密闭式固定，用注明置管日期和时间的透明胶布固定三叉接口，再用胶布固定插入肝素帽内的输液器针头及输液管。

7. 协助患者取舒适卧位，将呼叫器放置于患者可及位置。

8. 观察患者情况。

9. 封管时消毒肝素帽或者正压接头，封管液使用无菌生理盐水，每次 5 ~ 10ml，稀释的肝素液，每次 2 ~ 5ml。

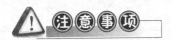 注意事项

1. 严格执行无菌操作原则及查对制度。

2. 选择粗、直的静脉便于穿刺、固定。

3. 定期消毒、更换透明敷贴，记录穿刺日期、更换日期。

4. 每日评估留置针使用情况。通常暂停输液时需推注封管液，但如使用的是正压封管器则不需要推注封管液。

5. 每次输液前、后应检查患者穿刺部位及穿刺周围情况，询问患者有无不适。发现异常及时处理。

6. 留置针的留置时间一般是 3～5 天，不同型号的留置针留置时间可参照产品使用说明。

操作沟通范例

【案例】

王某，男，70 岁。因发热，咳嗽，咳痰 3 天，以"肺炎"收住院。医嘱静脉输液：5% 葡萄糖溶液 + 头孢拉定 2.0g，每天 2 次，连续 5 天。

1. 操作前解释：（核对床头卡）您好，我是您的责任护士小张，您能告诉我您的床号和姓名吗？王大爷是吧？我能核对一下您的腕带吗？王大爷，您现在感觉怎样？还发热吗？遵医嘱我要给您输液，5% 葡萄糖溶液 250ml，加头孢拉定 2.0g，能消炎补液，治疗肺炎，这消炎药一天要输两瓶，上午一瓶下午一瓶，连续 5 天。您是希望用普通的输液针头，还是用留置针？那您准备在哪只手输液？我看一下好吗？嗯，左手手背这条血管很清楚，弹性也不错，我们今天就扎这儿行吗？需要我协助您小便吗？待会不要紧张，放轻松，我会动作很轻，很仔细的，请您放心。

2. 操作中指导：（查对医嘱，核对床头卡，再次询问患者姓名核对腕带）王大爷，请您躺好，把左手伸直放平，垫个小枕，先消毒一次，现在我要给您扎止血带，可能有些紧，不过请您稍微忍耐一下，因为这样可以使您的血管更加充盈。我们再消毒一次，请握拳，进针时稍微有点痛，请忍耐一下。好了，王大爷，液体是通畅的，没有哪不舒服的话我就帮您固定了，（根据患者病情、年龄及药物性质调节滴速）输液已经给您打好了，感觉有哪不舒服吗？（同时观察患者的反应）

3. 操作后嘱咐：王大爷，输液速度我已经为您调节好了，60 滴/分，请您和您的家人不要随意调动，好吗？您手这样放舒服吗？活动时注意不要牵拉到输液管道，穿刺部位的透明敷贴尽量不要沾湿，左手臂要避免长时间下垂。今天输液结束我会来封管，这针留在血管内的是软管，不影响活动的。下午不用再扎针，直接接上针头就可输液了。输液过程中我会经常过来看您的，如果您有任何的不适，也可以随时按呼叫器叫我。那您先好好休息，我就不打扰您了（记录输液巡回单，注意观察患者的反应，协助患者盖被）。

（输液结束）王大爷，早上的输液已经全部结束了，您感觉怎么样？我马上给您封管，这样下午输液时直接接上针头就可以了，不用再扎针了。好了，我已经封好管了，您自己活动时注意不要将针头滑脱。您先好好休息，我帮您把被子盖好……（收回并记录输液巡回单，注意观察患者的反应）

附：静脉留置针技术考核评分标准

项目		项目总分	操作要求	评分等级及分值				实际得分	备注
				A	B	C	D		
操作前准备		13	工作衣、帽、鞋穿戴整齐，戴好口罩	4	3	2	0~1		
			洗手，修剪指甲	2	1	0	0		
			备齐用物，放置合理	3	2	1	0		
			认真核对，检查药物、用物	4	3	2	0~1		
操作过程	穿刺前准备	8	排气	3	2	1	0		
			检查留置针，连接肝素帽，插入头皮针	5	4	3	0~2		
	穿刺输液	43	消毒皮肤范围、方法正确	3	2	1	0		
			扎止血带距离、松紧合适	2	1	0	0		
			松动外套管，转动针芯	4	3	2	0~1		
			再次核对，排气	3	2	1	0		
			穿刺，送外套管入静脉（一次成功15分，退针一次扣5分，穿刺不成功0分）	15	10	5	0		
			松止血带，打开调节器	4	3	2	0~1		
			抽出内芯	5	3	1	0		
			固定外套管，方法正确	3	2	1	0		
			调节滴速	2	1	0	0		
			整理床单位，用物处理	2	1	0	0		
操作后	观察	6	静脉情况及输液通畅否	4	3	2	0~1		
			记录	2	1	0	0		
	封管	9	拔去输液头皮针	2	1	0	0		
			消毒肝素帽	2	1	0	0		
			注入肝素稀释液方法、剂量、时间正确	5	3	1	0		
	再输液	7	消毒肝素帽	2	1	0	0		
			生理盐水冲管	2	1	0	0		
			插入头皮针方法正确	3	2	1	0		
	拔管	3	留置时间正确	2	1	0	0		
			安置患者	1	0.5	0	0		
熟练程度		11	操作轻巧、敏捷、有条不紊	3	2	1	0		
			关心、爱护患者，与患者沟通	3	2	1	0		
			步骤正确，无菌观念强，操作熟练	5	3	1	0		
总计		100							

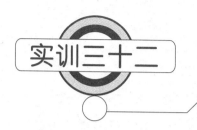

实训三十二 输液泵（微量输液泵）的使用技术

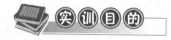

学会使用输液泵，牢固树立"三查七对"，熟练运用无菌技术，防止差错事故的发生。

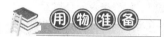

输液泵一台、注射泵一台、泵管、治疗单、一次性输液器一个、一次性20ml或50ml注射器一支、注射泵延长管、药液。治疗盘内盛2%碘酊、75%乙醇溶液、棉签、胶布、弯盘、启瓶器。

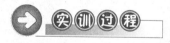

1. 观看录像视频，教师总结操作要领。

2. 教师交代实训要求与注意事项：全班学生分为两个大组，教师分组示教。示教结束，每个大组4～6人组成一个合作小组，学生互作角色扮演，练习输液泵（微量输液泵）的使用。

3. 教师巡视，随时评价矫正不规范的操作。

4. 集中讲评本次的训练情况。

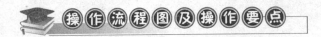

（一）操作流程图

输液泵的操作流程图

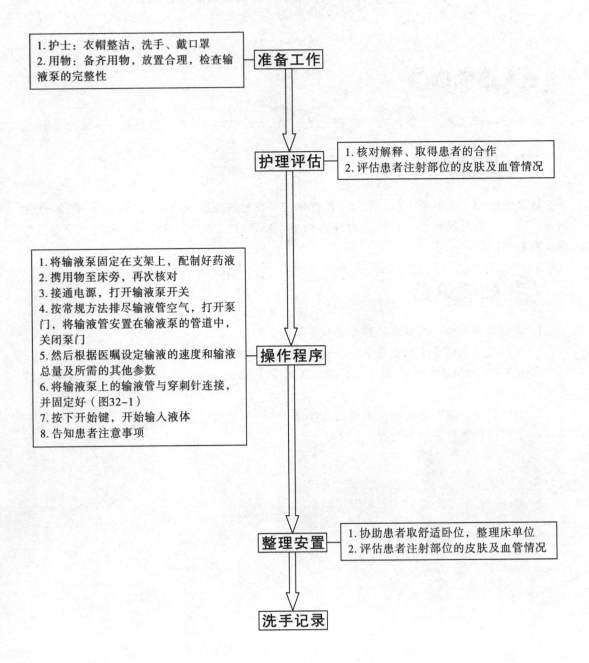

1.护士：衣帽整洁，洗手、戴口罩 2.用物：备齐用物，放置合理，检查输液泵的完整性	**准备工作**

护理评估	1.核对解释、取得患者的合作 2.评估患者注射部位的皮肤及血管情况

1.将输液泵固定在支架上，配制好药液 2.携用物至床旁，再次核对 3.接通电源，打开输液泵开关 4.按常规方法排尽输液管空气，打开泵门，将输液管安置在输液泵的管道中，关闭泵门 5.然后根据医嘱设定输液的速度和输液总量及所需的其他参数 6.将输液泵上的输液管与穿刺针连接，并固定好（图32-1） 7.按下开始键，开始输入液体 8.告知患者注意事项	**操作程序**

整理安置	1.协助患者取舒适卧位，整理床单位 2.评估患者注射部位的皮肤及血管情况

洗手记录

微量输液泵的操作流程图

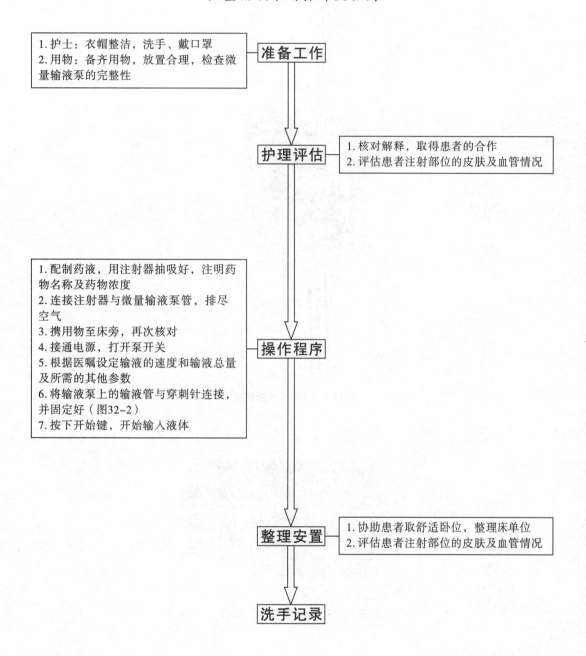

1.护士：衣帽整洁，洗手、戴口罩
2.用物：备齐用物，放置合理，检查微量输液泵的完整性

准备工作

护理评估
1.核对解释，取得患者的合作
2.评估患者注射部位的皮肤及血管情况

1.配制药液，用注射器抽吸好，注明药物名称及药物浓度
2.连接注射器与微量输液泵管，排尽空气
3.携用物至床旁，再次核对
4.接通电源，打开泵开关
5.根据医嘱设定输液的速度和输液总量及所需的其他参数
6.将输液泵上的输液管与穿刺针连接，并固定好（图32-2）
7.按下开始键，开始输入液体

操作程序

整理安置
1.协助患者取舒适卧位，整理床单位
2.评估患者注射部位的皮肤及血管情况

洗手记录

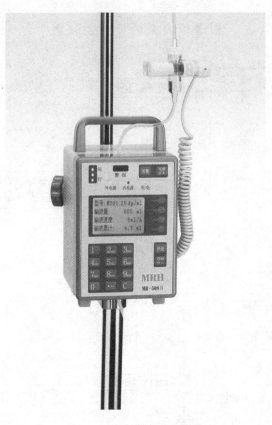

图 32 - 1 输液泵的使用

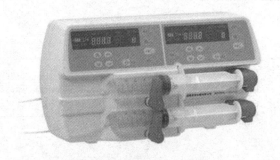

图 32 - 2 微量输液泵的使用

（二）操作要点

1. 核对医嘱，做好准备。

2. 安全准确地放置输液泵。

3. 正确安装管路于输液泵，并与患者输液器连接。

4. 按照医嘱设定输液速度和输液量以及其他需要设置的参数。

5. 使用微量输液泵应将配好药液的注射器连接微量输液泵泵管，注射器正确安装于微量输液泵。

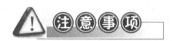

1. 正确设定输液速度及其他必须参数，防止设定错误延误治疗。

2. 护士随时查看输液泵的工作状态，使用输液泵的过程中，可能会出现报警，常见原因有气泡，输液泵堵塞，输液结束等。在输液中护士应定时巡视。如果出现上述情况，请患者及时按呼叫器，以便及时处理排除报警故障，防止液体输入失控。

3. 注意观察穿刺部位皮肤情况，防止发生液体外渗，出现外渗时给予相应处理。

操作沟通范例

【案例】

李某，男，58 岁，心肌梗死，患者主诉为头晕头痛。9 月 21 日 9 时接到医嘱，输入 10% 葡萄糖 500ml + 15ml 硝酸甘油，使用输液泵 10 滴/分。

1. 操作前解释：您好！请问您能告诉我您的名字吗？我是今天的当班护士小王，请让我看一下您的腕带好吗？根据您的病情，遵医嘱我要为您输入 10% 葡萄糖 500ml + 15ml 硝酸甘油，因为硝酸甘油输注是要严格控制滴速的，因此我将用输液泵为您输液，输液泵能精确控制输送药液的流速和流量，并能对输液过程中出现的异常情况进行报警，同时及时自动切除输液通路。请问您同意输液吗？同意是吧？（评估血管，选择好输液的血管）请您稍等，我去准备用物。

2. 操作中指导：（核对床头卡，再次询问患者姓名和腕带。洗手，连接输液器与输液泵，打开电源，调节好剂量、滴数）李先生，现在消毒皮肤，有点冰凉的感觉，请别紧张。李先生，液体已输好了，有什么不舒适的吗？（同时观察患者的反应）

3. 操作后嘱咐：李先生，现在液体很通畅，我已为您设定好滴速，如果您在输液过程中有什么不适，请按床头的呼叫器，我会及时来处理的。当警示信号报警，表示输液完毕，请按呼叫器，同时，我会经常来看您，请放心。谢谢您的配合！

附：输液泵（微量输液泵）的使用技术考核评分标准

项目	项目总分	操作要求	评分等级及分值				实际得分	备注
			A	B	C	D		
操作前准备	5	护士准备：衣帽整洁，洗手、戴口罩	5	4	3	2		
	5	用物准备：同输液泵（微量输液泵）操作方法	5	4	3	2		
评估内容	5	了解患者身体状况，向患者解释，取得患者合作	5	4	3	2		
	5	评估患者注射部位的皮肤及血管情况	5	4	3	2		
操作过程	10	核对医嘱，做好准备	10	8	6	4		
	10	安全准确放置输液泵	10	8	6	4		
	15	正确安置管路于输液泵，并与患者输液器连接	15	12	9	6		
	10	按照医嘱设定输液速度和输液量，以及其他需要设置的参数	10	8	6	4		
	15	使用微量输液泵应将配好药液的注射器连接微量输液泵泵管，注射器正确安装于微量输液泵	15	12	9	6		
指导患者	5	告知患者使用输液泵的目的、输入药物的名称、输液速度	5	4	3	2		
	3	告知患者输液肢体不要进行剧烈活动	3	2	1	0		
	5	告知患者及其家属不要随意搬动或者调节输液泵，以保证用药安全	5	4	3	2		
	2	告知患者有不适感觉或者机器报警时及时通知医护人员	2	1	0	0		
全程质量	5	步骤正确，无菌观念强	5	4	3	2		
总计	100							

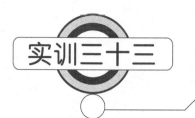

密闭式静脉输血法

实训三十三

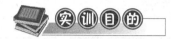

1. 学会周围静脉输血操作技术，牢固树立输血中的"三查八对"，熟练运用无菌技术，防止差错事故的发生。

2. 能说出静脉输血注意事项，预防输血反应的发生。

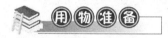

1. 一次性密闭式输血器、生理盐水、同型血液，遵医嘱准备抗过敏药物。

2. 治疗盘内备2％碘酊、75％乙醇溶液、无菌棉签、弯盘、启瓶器、瓶套、一次性使用输液贴、止血带、垫巾。

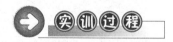

1. 观看录像视频，教师总结操作要领。

2. 教师交代实训要求与注意事项：全班学生分为两个大组，指导教师分组示教。示教结束，每个大组4～6人组成一个合作小组，学生互作角色扮演，练习密闭式静脉输血。

3. 教师巡视，随时评价矫正不规范的操作。

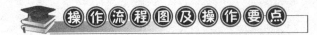

（一）操作流程图

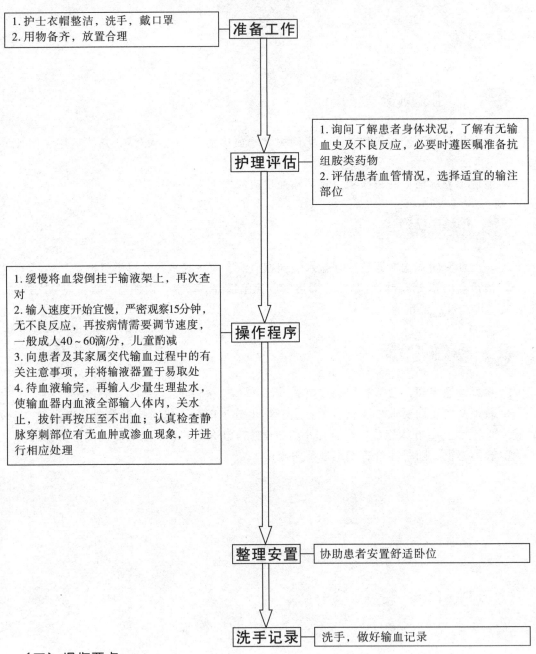

1.护士衣帽整洁，洗手，戴口罩 2.用物备齐，放置合理	**准备工作**

护理评估	1.询问了解患者身体状况，了解有无输血史及不良反应，必要时遵医嘱准备抗组胺类药物 2.评估患者血管情况，选择适宜的输注部位

1.缓慢将血袋倒挂于输液架上，再次查对 2.输入速度开始宜慢，严密观察15分钟，无不良反应，再按病情需要调节速度，一般成人40~60滴/分，儿童酌减 3.向患者及其家属交代输血过程中的有关注意事项，并将输液器置于易取处 4.待血液输完，再输入少量生理盐水，使输血器内血液全部输入体内，关水止，拔针再按压至不出血；认真检查静脉穿刺部位有无血肿或渗血现象，并进行相应处理	**操作程序**

整理安置	协助患者安置舒适卧位

洗手记录	洗手，做好输血记录

（二）操作要点

1. 核对医嘱，根据医嘱采血样，送血库做交叉配血试验。

2. 仔细核对配血报告单上的各项信息。

3. 输血前再次双人核对血袋包装、血液性质、配血报告单上的各项信息，核实血型检验报告单，确定无误方可实施输血。

4. 携输血用物至患者旁，由两名医务人员共同核对患者姓名及血型。

5. 选择患者适宜的穿刺部位，按照无菌技术原则进行穿刺。

6. 根据患者情况及输入血液成分调节滴速。

7. 协助患者取舒适体位，将呼叫器放于患者可触及位置。

8. 再次核对血型，观察患者有无输血反应。

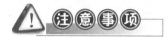

1. 输血前必须经两人"三查八对"（查血液的有效期、血液质量和输血装置是否完好，核对床号、姓名、住院号、血袋号、血型、交叉配血相容试验结果、血液种类和剂量），无误后方可输入。

2. 血液取回后勿震荡、加温，避免血液成分破坏引起不良反应。

3. 输入两个以上供血者的血液时，在两份血液之间输入 0.9% 氯化钠溶液，防止发生反应。

4. 开始输血时速度宜慢，观察 15 分钟，无不良反应，将流速调至要求速度。

5. 输血袋用后需低温保存 2 小时。

操作沟通范例

【案例】

李某，女，37 岁。擦窗户时不慎自二楼坠下，左侧身体着地，被立即送往医院。查体：BP 70/40mmHg，P 111 次/分，R 20 次/分，T 37.7℃。面色苍白，唇干，色淡，腹胀，腹痛。腹部触诊柔韧感，全腹肌紧张，压痛，以上腹部为甚。诊断性腹腔穿刺抽到不凝固血液。其他检查无异常。临床诊断：脾破裂，拟急诊手术。术前准备过程中，护士遵医嘱需要立即给患者输血 400ml，经检查该患者为 A 型血，RH 阳性。

1. 操作前解释：您好！请问您能告诉我您的名字吗？哦，李大姐是吧？我是今天的当班护士，因为您马上手术，而血压太低，需要补充血容量，使血压回升，根据检查结果，您为 A 型血，RH 阳性，我将为您输入同型血 400ml，请问您同意输血吗？同意是吧？请您稍等，我去准备用物。

2. 操作中指导：李大姐，选择右手穿刺输血好吗？李大姐，现在消毒皮肤，有点冰凉的感觉，请别紧张。李大姐，血液已输好了，您有什么不舒适的吗？（同时观察患者的反应）

3. 操作后嘱咐：李大姐，输血很通畅，输血最初 15 分钟内不能超过 20 滴/分，因输血反应易在这个时间发生。15 分钟后无不良反应，再根据病情调整滴速，成人 40~60 滴/分。您自己不能随意调节滴速，输血这只手尽量少活动，以防针头脱出。如果在输血过程中出现发冷、发热、呼吸费力、胸闷、输血局部发红及肿胀、四肢麻木等不适时，请按呼叫器，同时，我会经常来看您，请放心，谢谢您的配合！

附：密闭式静脉输血法考核评分标准

项目	项目总分	操作要求	评分等级及分值				实际得分	备注
			A	B	C	D		
操作前准备	5	护士准备：衣帽整洁，洗手，戴口罩	5	4	3	2		
	5	用物准备：同密闭式静脉输血操作步骤	5	4	3	2		
评估患者	5	询问、了解患者身体状况，了解患者有无输血史及不良反应，必要时遵医嘱给予抗组胺类药物	5	4	3	2		
	5	评估患者血管情况，选择适宜的输注部位	5	4	3	2		
操作过程	5	核对医嘱，根据医嘱采血样，送血库做交差配血试验	5	4	3	2		
	5	仔细核对配血报告单上的各项信息	5	4	3	2		
	10	输血前再次双人核对血袋包装、血液性质、配血报告单上的各项信息，核实血型检验报告单，确认无误后方可实施输血	10	8	6	4		
	10	携输血用物至患者床旁，由两名医务人员共同核对患者姓名及血型	10	8	6	4		
	15	选择患者适宜的穿刺部位，按照无菌技术原则进行穿刺	15	12	9	6		
	5	根据患者情况及输入成分调节滴速	5	4	3	2		
	5	协助患者取舒适体位，将呼叫器放置于患者可触及位置	5	4	3	2		
	10	再次核对血型，观察患者有无输血反应	10	8	6	4		
指导患者	5	向患者解释输血目的及所输入血液制品的种类	5	4	3	2		
	5	告知患者常见输血反应的临床表现，出现不适时及时告诉医务人员	5	4	3	2		
全程质量	5	步骤正确，无菌观念强	5	4	3	2		
总计	100							

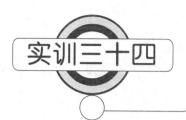

实训三十四　血、尿、粪便标本采集法

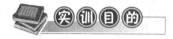

通过实训学会血、尿、粪便标本的采集法。

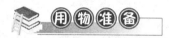

（一）血标本

1. 静脉注射盘。

2. 静脉血标本容器：真空采血管、一次性采血针，试管架（图34-1，图34-2）。

3. 动脉血气分析：同静脉注射，另备无菌纱布、无菌手套、肝素适量、无菌软木塞、消毒液、棉签、止血带、标本容器（抗凝管、干燥试管或血培养瓶）、检验单、无菌手套、75%乙醇溶液和火柴等。

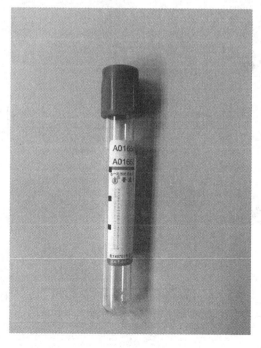

图34-1　一次性使用真空采血管

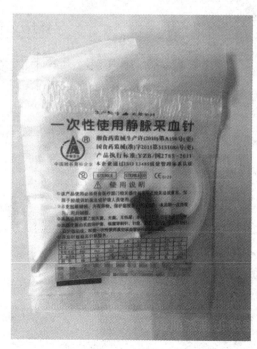

图34-2　一次性使用静脉采血针

（二）尿标本

1. 常规标本：100ml 清洁容器。

2. 12 或 24 小时标本：3000ml 清洁带盖大口容器，防腐剂。

3. 培养标本：消毒外阴用物，无菌试管，长柄试管夹，酒精灯，火柴，便盆，必要时备导尿用物。

（三）粪便标本

1. 常规、隐血标本：备蜡纸盒或塑料盒，竹签，便盆。

2. 寄生虫及虫卵标本：除上述用物外，另备透明胶带、载玻片。

3. 培养标本：无菌蜡纸盒或培养管，无菌棉签，消毒便盆。

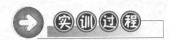

1. 观看录像视频，教师总结操作要领。

2. 教师交代实训要求与注意事项：全班学生分为两个大组，教师分组示教。示教结束，每个大组 4～6 人组成一个合作小组，学生互作角色扮演，练习静脉血标本的采集方法。

3. 教师巡视，随时评价矫正不规范的操作。

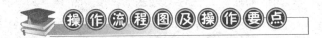

（一）操作流程图

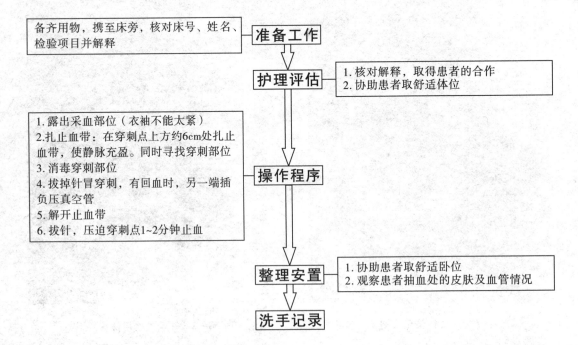

静脉血标本的采集

动脉血标本的采集

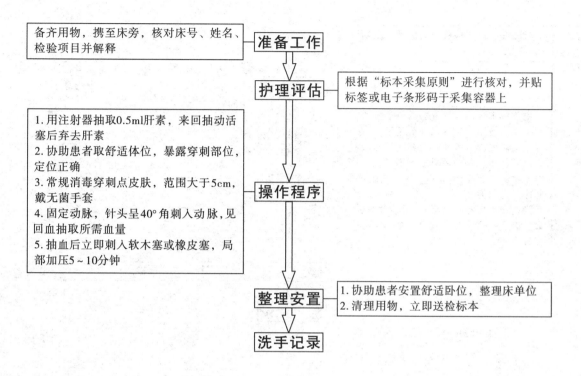

备齐用物，携至床旁，核对床号、姓名、检验项目并解释 → **准备工作**

护理评估 → 根据"标本采集原则"进行核对，并贴标签或电子条形码于采集容器上

1. 用注射器抽取0.5ml肝素，来回抽动活塞后弃去肝素
2. 协助患者取舒适体位，暴露穿刺部位，定位正确
3. 常规消毒穿刺点皮肤，范围大于5cm，戴无菌手套
4. 固定动脉，针头呈40°角刺入动脉，见回血抽取所需血量
5. 抽血后立即刺入软木塞或橡皮塞，局部加压5~10分钟
→ **操作程序**

整理安置 → 1. 协助患者安置舒适卧位，整理床单位
2. 清理用物，立即送检标本

洗手记录

尿标本的采集

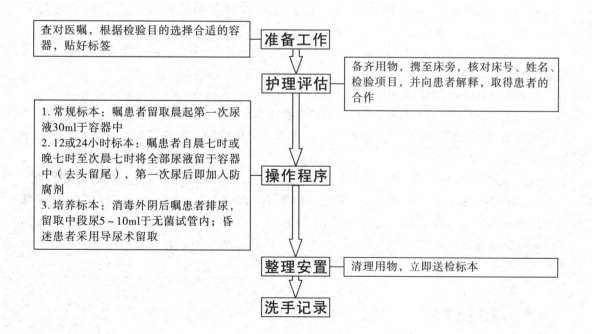

查对医嘱，根据检验目的选择合适的容器，贴好标签 → **准备工作**

护理评估 → 备齐用物，携至床旁，核对床号、姓名、检验项目，并向患者解释，取得患者的合作

1. 常规标本：嘱患者留取晨起第一次尿液30ml于容器中
2. 12或24小时标本：嘱患者自晨七时或晚七时至次晨七时将全部尿液留于容器中（去头留尾），第一次尿后即加入防腐剂
3. 培养标本：消毒外阴后嘱患者排尿，留取中段尿5~10ml于无菌试管内；昏迷患者采用导尿术留取
→ **操作程序**

整理安置 → 清理用物，立即送检标本

洗手记录

粪便标本的采集

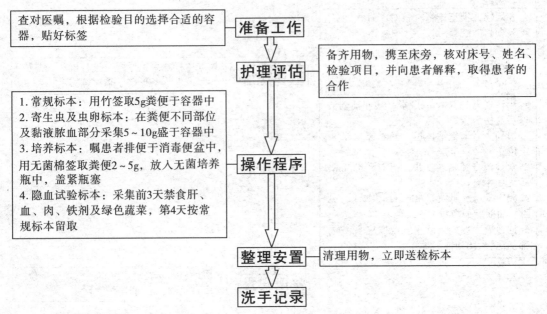

查对医嘱，根据检验目的选择合适的容器，贴好标签 → **准备工作**

护理评估 — 备齐用物，携至床旁，核对床号、姓名、检验项目，并向患者解释，取得患者的合作

1. 常规标本：用竹签取5g粪便于容器中
2. 寄生虫及虫卵标本：在粪便不同部位及黏液脓血部分采集5~10g盛于容器中
3. 培养标本：嘱患者排便于消毒便盆中，用无菌棉签取粪便2~5g，放入无菌培养瓶中，盖紧瓶塞
4. 隐血试验标本：采集前3天禁食肝、血、肉、铁剂及绿色蔬菜，第4天按常规标本留取

→ **操作程序**

整理安置 — 清理用物，立即送检标本

↓

洗手记录

（二）操作要点

1. 血标本的采集操作要点有以下几点。

（1）全血标本选用抗凝试管，做二氧化碳结合力须在试管内加入石蜡油；血清标本选用清洁、干燥的试管，清晨空腹采集、防止溶血；血培养标本应严格无菌操作，防止污染；一般血培养采血 5ml，亚急性心内膜炎患者为提高细菌培养阳性率，采血量可增至 10~15ml。

（2）动脉采血法采集动脉血后应立即用软木塞或橡皮塞封闭针头（针头斜面埋入软木塞或橡皮塞中即可），以隔绝空气。

2. 尿标本的采集操作要点有以下几点。

（1）常规尿标本的收集以清晨首次尿最好，留取尿液 1/3~1/2 杯。

（2）若为尿潴留、尿失禁、昏迷、不合作患者做尿培养，则按无菌技术导尿留取 5ml 尿液于无菌标本瓶内。

（3）为避免收集的尿液久放变质，应将集尿瓶置阴凉处，并根据检验要求，在尿中加防腐剂。

3. 采集粪便标本时，请患者排空膀胱，解便于清洁便盆内，用检便匙取中央部分或黏液脓血部分少许（约蚕豆大小），置于检便盒内。做粪便培养标本时，若患者无便意，可用无菌长棉签蘸取生理盐水，由肛门轻轻插入 6~7cm，沿一方向边旋转边退出棉签，置于培养管中，塞紧送检。

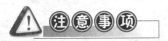 **注意事项**

1. 严禁在输液、输血的针头处抽取血标本，应在对侧肢体采集。

2. 同时抽取不同种类的血标本,动作应迅速准确,先注入血培养瓶,其次注入抗凝管,最后注入干燥试管。

3. 女患者月经期不宜留取尿标本。

4. 采集血液、尿液、粪便培养标本时严格无菌操作,以免污染。

5. 服驱虫剂后或做血吸虫孵化检查,应留取全部粪便,及时送验。

6. 查阿米巴原虫,采集前将便盆加温,便后立即连便盆一同送检;查蛲虫,晚上睡觉前或清晨未起床前将透明胶带粘于肛周,取下胶带粘在载玻片上查寄生虫体。

操作沟通范例

【案例】

李某,女,42岁,教师。近一个月来出现发热,体温38℃左右,厌食,消瘦,体重下降5.8kg。为明确诊断,需查血糖、肝功、血培养。

1. 操作前解释:您好!请告诉我您的床号和姓名好吗?我是值班护士小王,您今天感觉怎么样?为明确诊断,要给您抽血检查血糖、肝功能和血培养,好吗?大概需要抽10ml血液,您不用怕,我保证操作很轻,请您放心,您吃早餐了吗?因为空腹时血液的各种化学成分处于相对恒定状态,检验结果比较准确。

2. 操作中指导:李老师,我看看您手臂的血管好吗?请您把手伸出来,您的血管很好,放心,我会为您一针扎上的。我现在为您消毒皮肤,消毒液有点凉,请您坚持一下,请握拳。现在我要为您穿刺了,进针时有点疼,请您忍耐一下。李老师,血已经抽好了,请您松拳,按压穿刺点1~2分钟(或直到不出血为止)。

3. 操作后嘱咐:李老师,您有什么不适吗?您现在可以起床吃早餐了,准备接受治疗和护理。呼叫器就放在您的枕边,如有需要,请按呼叫器,我会及时来看您的,谢谢合作!

附1：静脉血标本采集考核评分标准

项目	项目总分	操作要求	评分等级及分值				实际得分	备注
			A	B	C	D		
仪表	4	工作衣、帽、鞋穿戴整齐，洗手，戴口罩	4	3	2	0~1		
操作前准备	12	评估患者病情、局部皮肤及血管情况、自理能力、理解合作程度	4	3	2	0~1		
		按检验要求备齐用物	4	3	2	0~1		
		查对医嘱，贴好标签	4	3	2	0~1		
操作过程	60	核对患者，做好解释，协助患者取舒适体位	4	3	2	0~1		
		选择合适静脉，铺垫巾，戴手套	4	3	2	0~1		
		在穿刺处上部约6cm处扎止血带	4	3	2	0~1		
		消毒皮肤，常规消毒穿刺点，皮肤范围大于5cm	4	3	2	0~1		
		绷紧皮肤，针头斜面向上，与皮肤成适宜角度进针，刺入静脉	10	8	6	0~4		
		见回血后抽出适量血液	6	4	2	0~1		
		松止血带	4	3	2	0~1		
		将干棉签置穿刺点处迅速拔针，按压局部片刻	4	3	2	0~1		
		将血标本置于不同的容器中，顺序正确	4	3	2	0~1		
		采全血标本时，取下针头，缓慢注入抗凝管中，轻轻转动试管防止血液凝固	4	3	2	0~1		
		采血清标本时，取下针头，缓慢注入干燥试管中，勿将泡沫注入，避免震荡	4	3	2	0~1		
		采血培养标本时，血液注入培养瓶前后消毒瓶塞或瓶口，轻轻摇匀	4	3	2	0~1		
		再次查对，标本及时送检	4	3	2	0~1		
操作后	8	安置患者，清理用物	3	2	1	0		
		一次性注射器消毒后做毁形处理	5	4	3	0~2		
护患沟通	6	患者能了解留取标本的目的，主动配合，护患沟通良好	6	4	2	0~1		
质量控制	10	穿刺局部有无淤血、血肿	5	4	3	0~2		
		全过程稳、准、轻、快，符合操作原则	5	4	3	0~2		
总分	100							

附 2：动脉血标本采集考核评分标准

项目	项目总分	操作要求	评分等级及分值 A	B	C	D	实际得分	备注
仪表	4	工作衣、帽、鞋穿戴整齐，洗手，戴口罩	4	3	2	0～1		
操作前准备	12	评估患者意识、自理能力、理解合作程度	4	3	2	0～1		
		按检验要求备齐用物	4	3	2	0～1		
		查对医嘱，贴好标签	4	3	2	0～1		
操作过程	66	核对患者，做好解释	4	3	2	0～1		
		安置体位，暴露穿刺部位	4	3	2	0～1		
		穿刺点定位正确	5	4	3	0～2		
		用注射器抽取 0.5ml 肝素	5	4	3	0～2		
		来回抽动活塞后弃去肝素	4	3	2	0～1		
		常规消毒穿刺点皮肤范围大于 5cm	4	3	2	0～1		
		消毒方法正确	4	3	2	0～1		
		左手戴无菌手套或常规消毒示指、中指	4	3	2	0～1		
		左手示指、中指固定穿刺点动脉	4	3	2	0～1		
		40°～90°进针	5	4	3	0～2		
		见回血后抽取足量动脉血液	4	3	2	0～1		
		拔针后无菌纱布按压局部 5 分钟	5	4	3	0～2		
		针头立即刺入软木塞或橡皮塞	6	4	2	0～1		
		轻轻搓动注射器混匀	4	3	2	0～1		
		立即连注射器送检	4	3	2	0～1		
操作后	8	安置患者，清理用物	3	2	1	0		
		一次性注射器消毒后做毁形处理	5	4	3	0～2		
护患沟通	10	患者能了解留取标本的目的，主动配合，护患沟通良好	10	8	6	0～4		
总分	100							
质量控制		注射器内进入空气为不及格						

附3：尿标本采集考核评分标准

项目	项目总分	操作要求		评分等级及分值				实际得分	备注
				A	B	C	D		
仪表	5	工作衣、帽、鞋穿戴整齐，洗手，戴口罩		5	4	3	0~2		
操作前准备	20	评估患者：意识，自理能力，合作程度		5	4	3	0~2		
		按检验目的备齐用物		5	4	3	0~2		
		查对医嘱，贴好标签		5	4	3	0~2		
		核对患者，做好解释		5	4	3	0~2		
操作过程	48	常规标本	嘱患者留取晨起第一次尿液30ml于容器内	4	3	2	0~1		
			不可混入粪便、阴道分泌物	4	3	2	0~1		
		12小时或24小时标本	标签上注明留尿起止时间	5	4	3	0~2		
			交代患者留尿方法（去头留尾）	5	4	3	0~2		
			尿中及时加入防腐剂	5	4	3	0~2		
			尿液置阴凉处，做好交接班	5	4	3	0~2		
		培养标本	按导尿法清洗外阴	5	4	3	0~2		
			用消毒液消毒尿道口	5	4	3	0~2		
			嘱患者排尿，用无菌试管接取中段尿5~10ml	5	4	3	0~2		
			试管口消毒后塞紧棉塞	5	4	3	0~2		
操作后	17	安置患者于舒适卧位		4	3	2	0~1		
		整理床单位		4	3	2	0~1		
		及时送检标本		6	4	2	0~1		
		洗手记录		3	2	1	0		
护患沟通	10	患者能理解留取标本的目的		5	4	3	0~2		
		患者能主动配合，护患沟通良好		5	4	3	0~2		
总计	100								

附4：粪便标本采集考核评分标准

项目	项目总分	操作要求		评分等级及分值				实际得分	备注
				A	B	C	D		
仪表	5	工作衣、帽、鞋穿戴整齐，洗手，戴口罩		5	4	3	0~2		
操作前准备	16	评估患者：意识，自理能力，合作程度		4	3	2	0~1		
		按检验目的备齐用物		4	3	2	0~1		
		查对医嘱，贴好标签		4	3	2	0~1		
		核对患者，做好解释		4	3	2	0~1		
操作过程	55	常规标本	嘱患者排便于便盆中，取5g粪便；水样便则盛于广口瓶中	5	4	3	0~2		
		寄生虫及虫卵标本	在粪便不同部位及黏液脓血部分采集5~10g盛于容器中	5	4	3	0~2		
		查阿米巴原虫	采集前将便盆加温	5	4	3	0~2		
			便后立即连便盆一同送检	4	3	2	0~1		
		查蛲虫	清晨起床前将透明胶带粘于肛周	4	3	2	0~1		
			取下胶带粘在载玻片上	4	3	2	0~1		
		查寄生虫体	服驱虫药后留取全部粪便	5	4	3	0~2		
		培养标本	嘱患者排便于消毒便盆中	5	4	3	0~2		
			用无菌棉签取异常部分1~2g放入无菌容器中	5	4	3	0~2		
			无便意时用无菌棉签蘸生理盐水插入直肠轻轻转动，取出放入无菌容器中	5	4	3	0~2		
		隐血试验标本	采集前3天禁食肝、血、肉、铁剂及绿色蔬菜	4	3	2	0~1		
			第4天按常规标本留取	4	3	2	0~1		
操作后	14	安置患者于舒适卧位		3	2	1	0		
		整理床单位		3	2	1	0		
		及时送检标本		5	4	3	0~2		
		洗手记录		3	2	1	0		
护患沟通	10	患者能理解留取标本的目的		5	4	3	0~2		
		患者能主动配合，护患沟通良好		5	4	3	0~2		
总计	100								

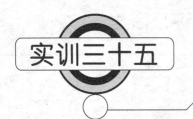

咽拭子标本采集法

实训三十五

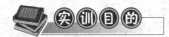

学会咽拭子标本采集法，取患者咽部及扁桃体分泌物做细菌培养或病毒分离，以协助诊断。

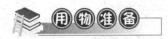

治疗盘内放无菌咽拭子培养管、试管夹、漱口水、压舌板、化验单、打火机或火柴、酒精灯、手电筒。

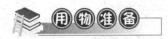

1. 观看录像视频，教师总结操作要领。
2. 教师交代实训要求、注意事项并示教。
3. 教师巡视，随时矫正不规范的操作。
4. 集中讲评本次的训练情况。

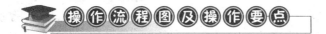

（一）操作流程图

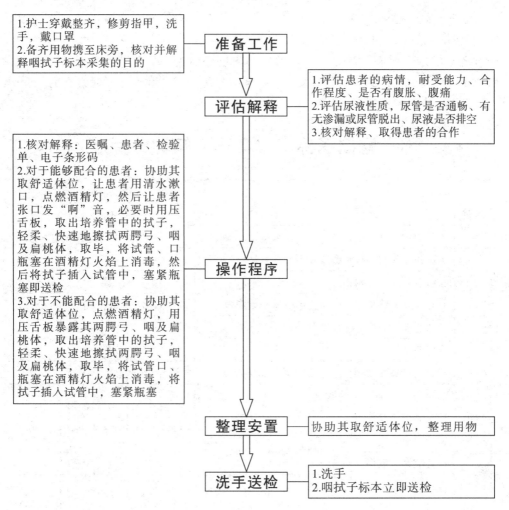

	准备工作	

1.护士穿戴整齐，修剪指甲，洗手，戴口罩
2.备齐用物携至床旁，核对并解释咽拭子标本采集的目的

评估解释

1.评估患者的病情，耐受能力、合作程度、是否有腹胀、腹痛
2.评估尿液性质，尿管是否通畅、有无渗漏或尿管脱出、尿液是否排空
3.核对解释、取得患者的合作

操作程序

1.核对解释：医嘱、患者、检验单、电子条形码
2.对于能够配合的患者：协助其取舒适体位，让患者用清水漱口，点燃酒精灯，然后让患者张口发"啊"音，必要时用压舌板，取出培养管中的拭子，轻柔、快速地擦拭两腭弓、咽及扁桃体，取毕，将试管、口瓶塞在酒精灯火焰上消毒，然后将拭子插入试管中，塞紧瓶塞即送检
3.对于不能配合的患者：协助其取舒适体位，点燃酒精灯，用压舌板暴露其两腭弓、咽及扁桃体，取出培养管中的拭子，轻柔、快速地擦拭两腭弓、咽及扁桃体，取毕，将试管口、瓶塞在酒精灯火焰上消毒，将拭子插入试管中，塞紧瓶塞

整理安置 —— 协助其取舒适体位，整理用物

洗手送检
1.洗手
2.咽拭子标本立即送检

（二）操作要点

1. 取分泌物时拭子不要触碰其他部位。

2. 做真菌培养时，需在口腔溃疡面取分泌物。

3. 在采集过程中，要注意瓶口、瓶塞或瓶盖的消毒，保持容器无菌。

4. 取分泌物最好在使用抗菌药物前采集标本。

操作沟通范例

【案例】

患者，黄某，男，30岁，呼吸道感染入院。

1. 操作前解释：黄先生，您好，我是您的责任护士小吴，您现在感觉怎样？哦，咳嗽很厉害……为了解您的病情，遵医嘱我需要给您做个咽拭子采集。咽拭子采集不痛，就是会有点恶心难受，如果您配合的好，这种痛苦程度会大大降低，那先让我检查一下您口腔的情况，很好，那您先休息，我去准备用物。

2. 操作中指导：黄先生，用物我已经准备好了，我们开始吧，在做咽拭子采集之前，您需要用清水漱口，好的，现在请您张开口，发"啊"音，哦，很难受，那先稍微休息，好，现在我们继续吧，张开口，发"啊"音，可以了。

3. 操作后嘱咐：您好，黄先生，咽拭子采集已经做好了，很难受吧，您先喝口水吧，如果稍后您有其他的不适或者其他需要，请您随时按呼叫器，我们会及时过来的，谢谢您的配合，那您先休息。祝您早日康复！

附：咽拭子标本采集法考核评分标准

项目	项目总分	操作要求	评分等级及分值				实际得分	备注
			A	B	C	D		
仪表	4	工作衣帽、鞋穿戴整齐，洗手，戴口罩	4	3	2	0～1		
操作前准备	12	了解患者病情、口腔黏膜和咽部感染情况	4	3	2	0～1		
		按检验要求备齐用物	4	3	2	0～1		
		查对医嘱，将检验单贴于无菌咽拭子培养管上	4	3	2	0～1		
操作过程	60	核对患者，做好解释	8	6	4	0～1		
		点燃酒精灯	8	6	4	0～1		
		嘱患者张口发"啊"音，必要时使用压舌板	8	6	4	0～1		
		用培养管内的长棉签轻柔迅速地擦拭两腭弓、咽及扁桃体分泌物	8	6	4	0～1		
		试管口在酒精灯火焰上消毒	10	8	6	0～4		
		棉签插入试管中，塞紧	8	6	4	0～1		
		再次查对（检验单、标本和患者），标本立即送检	10	8	6	0～1		
操作后	8	安置患者，清理用物	3	2	1	0		
		洗手，记录	5	4	3	0～2		
护患沟通	6	患者能了解留取标本的目的，主动配合，护患沟通良好	6	4	2	0～1		
质量控制	10	严格遵守无菌原则和查对制度	5	4	3	0～2		
		全过程稳、准、轻、快，符合操作原则	5	4	3	0～2		
总分	100							

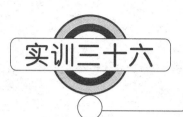

实训三十六 鼻导管给氧法

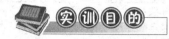

1. 通过实训学会观察缺氧的临床表现。
2. 学会用氧过程中调节氧流量的方法。
3. 熟练掌握单侧鼻导管吸氧的操作方法。
4. 掌握用氧的注意事项，特别是用氧安全。

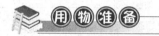

1. 氧气筒、管道化吸氧装置。
2. 治疗盘内备氧气表1只，治疗碗（内盛冷开水）1个，扳手1把，弯盘（内备纱布、鼻导管1~2根、橡胶管、通气管）1个，湿化瓶（内盛1/3~1/2冷开水）1个，胶布1卷，棉签1包，橡皮圈、安全别针1个，记录单1本，污物盒1个。

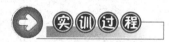

1. 观看录像，教师示教操作过程，明确操作要领。
2. 教师提出实训要求和方法：2~4个学生为一组，轮流在护理人模型上进行吸氧练习。要求学生根据教师设计的不同病例，选择不同的吸氧方式、氧浓度和湿化液。
3. 学生分组练习装表法和氧气瓶吸氧。
4. 教师巡视、及时评价矫正学生不规范操作手法和程序，随机抽测学生的操作并做评价。
5. 教师讲评本次实训情况。

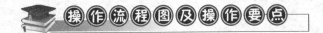

（一）操作流程图

1.护士：衣帽整洁，洗手、戴口罩	
2.环境：整洁安全，氧气筒至少距明火5m，暖气1m	**准备工作**
3.患者：核对、解释、评估病情，体位舒适	
4.物品：准备齐全，放置合理	

护理评估
1. 开总开关冲尘
2. 安装氧气表连接导管
3. 连接湿化瓶
4. 根据病情调节流量（关流量开关—开总开关—开流量开关）

操作程序
1. 清洁鼻腔
2. 湿润导管并检查是否通畅
3. 将鼻导管与氧气连接好，调节流量
4. 将鼻导管给患者戴好（图36-1）
5. 记录用氧时间、流量并签名

停氧
1. 解释
2. 取出鼻导管，擦净鼻面部
3. 关大开关，放余气后再关小开关
4. 卸表
5. 记录停止用氧时间

洗手记录

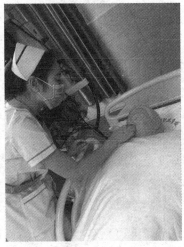

图36-1 鼻导管吸氧

（二）操作要点

1. 使用氧气时应先调节流量而后应用，停氧时应先拔出导管，再关闭氧气开关，以免一旦关错开关，大量氧气突然冲入呼吸道损伤肺部组织。

2. 在用氧中，经常观察缺氧状况有无改善，氧气装置有无漏气，是否通畅。持续用氧者应每日更换导管 1～2 次。

3. 常用的湿化液有蒸馏水、冷开水。急性肺水肿的患者常选用 20%～30% 的乙醇作为湿化液。

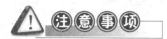

1. 严格遵守操作规程，注意用氧安全，切实做好四防：防震、防火、防热、防油。搬运时避免倾倒撞击。氧气筒应置阴凉处，周围严禁烟火和易燃品，至少距火炉 5m，暖气 1m。氧气表及螺旋口勿涂油，也不可用带油的手拧螺旋。

2. 尽量选用一次性鼻导管、鼻塞、面罩，橡胶鼻导管必须严格消毒，橡胶连接管、湿化瓶等定期消毒更换，防止交叉感染。

3. 氧气筒内的氧气不可用尽，压力表上指针降至 5kg/cm² 时即不可再用，以防止灰尘进入筒内，于再次充气时引起爆炸。

4. 对未用或已用完的氧气筒，应挂"满"或"空"的标志，以便及时调换氧气筒。

操作沟通范例

【案例】

杨某，男，58 岁。主诉：咳嗽、咳痰、胸闷 4 天，伴喘息 2 天。查体：T 38.1℃，P 104 次/分，R 27 次/分，BP 126/74mmHg，SpO_2 91%。神志清楚，双肺闻及散在哮鸣音，呼气相延长，口唇稍发绀，端坐呼吸，痰涂片见嗜酸性粒细胞。诊断：支气管哮喘。医嘱：吸氧，4L/min。

1. 操作前解释：杨大爷，您好！我是值班护士小王，您现在感觉胸闷不适，呼吸费力吗？这是因为您血液中氧含量不足，现在我们给您吸入氧气，提高血液中的含氧量，以改善您的缺氧状态。刚开始您可能觉得不适应，鼻腔有异物感，这种不适感会逐渐减轻，希望您能坚持一下。

2. 操作中指导：杨大爷，我先用棉签为您清洁鼻腔。现在要插入氧气导管了，可能有点不舒服，我会尽量轻一点。很好，您配合得很好，鼻导管已插好了。

3. 操作后嘱咐：杨大爷，氧气流量我已经调试好了，请您自己不要随意调节。请您家人及探视的亲朋好友不要在病房内吸烟，以防引起火灾。氧气是一种干燥气体，吸入后可导致呼吸道黏膜干燥，分泌物黏稠，不易咳出，同时由于您呼吸增快，导致体液丢失，所以您要多喝水，每日 2500～3000ml，以补充水分，稀释痰液。我们会常来看您，有事请按呼叫器，谢谢您的配合。

附：鼻导管给氧法考核评分标准

项目	项目总分		操作要求	评分等级及分值				实际得分	备注
				A	B	C	D		
仪表	4		工作衣、帽穿戴整齐，洗手，戴口罩	4	3	2	0~1		
操作前准备	5		所有物品齐全，放置合理	5	4	3	0~2		
操作过程	装表	8	打开总开关，放气	2	1.5	1	0		
			拿表姿势正确，装好后氧气表直立	2	1.5	1	0		
			不漏气	4			0		
	吸氧	35	评估缺氧情况，解释，取得合作	4	3	1	0		
			清洁鼻腔，检查鼻导管是否通畅	2	2	1	0		
			正确调节氧气流量	4	3	1	0		
			插鼻导管的手法、方向正确	6	5	4	0~3		
			鼻导管插入的长度合适	4	3	1	0		
			固定导管正确、美观	5	4	3	0~2		
			记录开始用氧时间	2	1.5	1	0		
			操作全过程方法、步骤正确（包括大、小开关开与关的顺序正确）	8	6	4	0~2		
	停止吸氧	23	拔鼻导管方法正确，导管妥善放置	5	3	2	0		
			关闭氧气顺序正确	6	4	2	0~1		
			拔管后擦净患者面部	2	1.5	1	0		
			记录停止用氧时间	2	1.5	1	0		
			停用氧气全过程方法、步骤正确（先拔管，后关氧气表）	8	6	4	0~2		
操作后	5		妥善安置患者，整理床单位	2	1.5	1	0		
			用物处理	3	2	1	0		
护患沟通	10		与患者沟通良好，取得合作	10	8	4	0		
操作熟练程度	5		从装表到吸氧（做好记录为止）全部时间不超过3分钟，每超过1分钟扣2分	5	3	2	1		
操作质量	5		操作规范，患者感觉舒适	5	3	2	1		
总计	100								

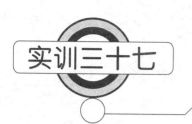

实训三十七　　**单人徒手心肺复苏术**

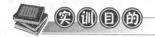

学会徒手心肺复苏术，以恢复猝死患者的自主循环、自主呼吸和意识，抢救发生突然、意外死亡的患者。

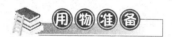

弯盘、纱布2块，听诊器、血压计，必要时备一木板，脚踏凳。

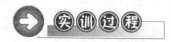

1. 观看录像视频，教师总结操作要领。
2. 教师交代实训要求、注意事项并示教。
3. 教师巡视，随时矫正不规范的操作。
4. 集中讲评本次的训练情况。

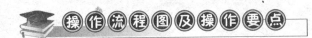

操作流程图及操作要点

（一）操作流程图

| | 评估 | 1.评估事发地点环境是否安全，院外地面是否平坦、清洁、干燥，是否适合抢救 2.评估患者损伤部位 3.院内：在病房内病床上进行抢救（呼叫医生抢救） |

发现患者突然意识丧失
1.判断意识：拍打、轻摇患者肩部并大声呼唤患者，触摸颈动脉搏动、感觉气流（10秒钟内完成）
2.求助呼救：确认患者意识丧失，立即呼救，看表记时（发现意外情况的时间）
3.安置体位：将患者置于硬板床，取仰卧位，去枕，头、颈、躯干在同一轴线上，双手放于两侧，身体无扭曲，抢救者站在患者右侧的肩、腰部，解开衣领、腰带暴露患者胸腹部
4.心脏按压：按压部位为胸骨中下1/3交界处，两手掌根部重叠，手指翘起不接触胸壁，上半身前倾，两臂伸直，垂直向下用力
按压幅度：胸骨下陷≥5cm，用力要均匀
按压频率：≥100次/分，连续按压30次（≤18秒钟）
5.清理气道：清除口鼻分泌物、异物，取出活动义齿
6.开放气道：仰头举颏法——左手置于患者前额，手掌用力向后推压使头后仰，右手的手指弯曲放在下颌骨下方，将颏部向上抬起(颈部有外伤者采用双手托下颌法，颈部无外伤采用仰头举颏法）
7.人工呼吸：口对口人工呼吸——用纱布或手帕覆盖患者口唇，用保持患者头后仰的右手的拇指、示指捏住患者鼻孔，深吸一口气，用自己的口唇紧密包住患者的口唇吹气直至患者胸廓抬起，吹气完毕，观察胸廓情况，松开捏鼻的手指，同样连续吹气2次（每次不少于1秒）
8.心脏按压：同样方法定位按压（第二轮）
连续操作五个轮次后迅速判断一次，直至复苏为止（按压与人工呼吸之比为30:2，连续5个轮次）
（按压、吹气、按压、吹气）
9.效果判断：触摸颈动脉搏动、感觉气流（10秒钟内完成判断）
自主呼吸恢复
测量血压：平均动脉压在60mmHg以上
观察瞳孔缩小、对光反射存在
面色、口唇、甲床和皮肤色泽转红
10.患者复苏成功，看表记时（复苏的时间）

| | 操作程序 |

| | 洗手记录 | 复苏成功后，安慰患者，撤去按压木板，观察病情，实施进一步生命支持，加强护理，洗手，记录 |

（二）操作要点

1. 遇有头颈、脊椎外伤者不宜抬颈或搬动，以免脊髓损伤。

2. 人工呼吸时要确保呼吸道通畅，吹气后迅速将头转向患者胸的方向，避免吸入患者呼出的高浓度二氧化碳，同时观察患者呼吸情况。

3. 胸外心脏按压时力度要适宜，位置、手法要正确，两手手指不能触及患者胸壁，按压到最深时要做停顿，抬手时不可离开胸壁，以免移位。

4. 操作中途换人，不得使抢救中断超过 10 秒钟，应在心脏按压、吹气间隙进行。

5. 实施复苏术中要准确评估患者情况，如意识状态、自主呼吸、皮肤黏膜温度及颜色变化、大动脉搏动、瞳孔变化等。

6. 遇有肋骨骨折、血气胸、心包填塞、心脏外伤等，应立即配合医生进行胸内心脏按压术。

7. 按压与放松时间比为 1:1。

8. 口对鼻人工呼吸用于口部严重损伤或牙关紧闭的患者。

附：单人徒手心肺复苏术考核评分标准

项目	项目总分	操作要求	评分等级及分值				实际得分	备注
			A	B	C	D		
环境评估	5	发现患者倒地，评估现场环境，口述环境是否安全	2	1	0.5	0		
		跑向患者并双膝跪于患者一侧	3	2	1	0		
操作过程	患者评估：反应及呼吸	10	协助患者平卧，轻拍患者肩部，于患者双耳侧大声呼唤、询问	3	2	1	0		
			迅速查看患者胸廓有无起伏	1			0		
			判断患者意识并报告结果，如无反应立即呼救：呼叫帮助，拨打 120，如有可能获得 AED（或除颤仪）	3	2	1	0	
			置患者于心肺复苏体位，看表，记录时间	2	1	0.5	0	
			10 秒钟内完成反应及呼吸评估	1			0	
	检查脉搏	5	触摸颈动脉 5~10 秒钟（至少 5 秒，但不超过 10 秒钟），方法：救护者一手指及中指沿患者喉结处向近侧下滑两横指	4	3	2	0	
			判断患者有无脉搏搏动，如无脉搏搏动，立即进行胸外按压	1			0	

项目		项目总分	操作要求	评分等级及分值				实际得分	备注
				A	B	C	D		
操作过程	胸外按压术	33	确保患者仰卧在坚固的平坦地面（口述）	3	2	1	0		
			充分暴露患者胸前区，并松解裤带	2	1	0.5	0		
			按压部位：两乳头连线及胸骨交界处	10	8	6	0~4		
			连续按压30次，频率为每分钟至少100次（18秒钟或更短的时间内施以每组30次胸外按压）	8	6	4	0~2		
			每次按压深度至少5cm，胸壁完全回弹	10	8	6	0~4		
	开放气道	5	打开患者口腔，如有分泌物或异物，立即将头偏向一侧并清除	2	1	0.5	0		
			采用仰头举颏法打开气道	3	2	1	0		
	口对口人工呼吸	22	将纱布盖于患者口鼻处，一手紧捏患者鼻翼	3	2	1	0		
			正常吸气，用自己的口包住患者的口，不漏气	6	4	2	0		
			有效吹气2次，同时观察胸廓是否隆起	5	4	3	0~2		
			按压与吹气之比为30:2，连续操作五个循环后摸颈动脉搏动，判断复苏效果	5	4	3	0~2		
			复苏效果：患者颈动脉搏动恢复，自主呼吸恢复	3	2	1	0		
操作后		5	整理患者衣服，头偏向一侧	2	1	0.5	0		
			口述：给予复苏后监护，尽早开展高级生命支持	3	2	1	0		
综合评价		15	操作娴熟，动作规范，方法正确，全过程体现人文关怀	3	2	1	0		
			遵守C-A-B步骤进行心肺复苏	2	1	0.5	0		
			按压同时要观察患者反应及面色改变，保证每次按压后胸部回弹且不中断按压；人工呼吸气体持续缓慢吹入，并观察患者胸部隆起情况	3	2	1	0		
			按压应确保足够的速度与深度，尽量减少中断，中断不应超过10秒钟	4	3	2	0		
			按压有效性高、动作连贯性好	3	2	1	0		
总计		100							

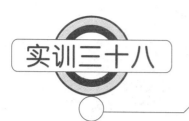

吸痰法

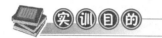

实训目的

通过实训学会电动吸引器吸痰的操作方法。

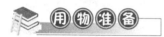

用物准备

1. 负压吸引器 1 个、护理模型 1 个（图 38 - 1）。

2. 吸痰盘内备有盖无菌罐 1 个、一次性吸痰管 1~2 根、无菌手套 1 副、无菌橡胶管 1 根、无菌生理盐水 1 瓶、棉签 1 包、弯盘 1 个、纱布数块、污物桶 2 个，床栏上系盛消毒液的试管 1 支（必要时备舌钳、压舌板、开口器、多用电插板）。

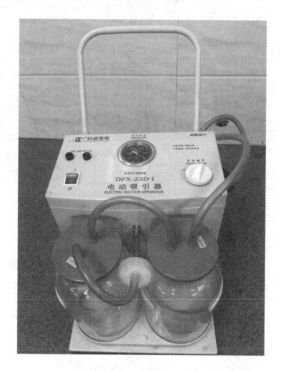

图 38 - 1　电动吸引器

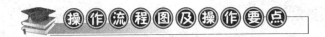

1. 观看录像，教师示教操作过程，明确操作要领。

2. 教师交代实训要求和注意事项：4～6个学生为一组，1人在护理人模型上进行操作，其余学生观看。操作完毕，其他学生进行评价，轮流进行，每人在课堂内必须完成1～2次操作。

3. 教师巡视学生的练习，及时评价并矫正不规范的操作手法和程序，必要时再做分组示教。

4. 请1位学生进行演示，指出存在问题，集中讲评本次实训情况。

操作流程图及操作要点

（一）操作流程图

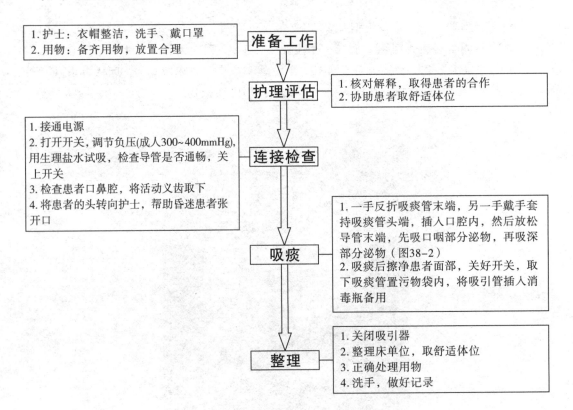

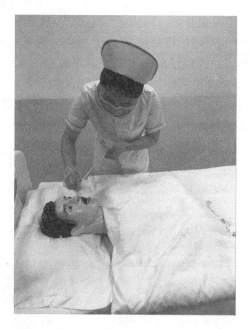

图 38 - 2　电动吸引器吸痰

（二）操作要点

1. 一次吸引时间不宜超过 15 秒钟，连续吸引总时间不超过 3 分钟。吸引负压不可过大，一般成人为 40.0 ~ 53.3 kPa （300 ~ 400 mmHg），以免损伤呼吸道黏膜。

2. 储液瓶内痰液应及时倾倒，瓶内液体不能超过 2/3 量，以免将液体吸入气泵内损坏机器。

3. 严格遵循无菌操作原则，吸引时，动作轻柔，由深部左右旋转，边吸边上提，吸净痰液并随时擦净喷出的分泌物，已抽出的吸痰管不能重复插入吸引。

4. 吸痰时防止内套管脱出，吸痰管其外径不超过人工气道内径的 1/2，防止负压过大出现肺泡萎缩。

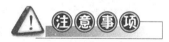 注意事项

1. 吸痰过程中要注意观察患者的面色、呼吸是否改善，口腔黏膜有无损伤，吸出物的颜色、性状和量。

2. 吸痰盘及用物每日更换消毒一次。每吸痰一次更换一根吸管，不得反复使用。吸口腔或鼻腔的痰管切忌进入人工气道内吸引。

3. 吸引管及储液瓶要定时消毒，痰液消毒后再倾倒。

4. 呼吸衰竭患者吸痰前，可吸纯氧 3 ~ 5 分钟后，再给予吸痰，以防吸痰后出现低氧血症。

操作沟通范例

【案例】

王某，女，74 岁，脑梗死。神志清楚，持续低流量吸氧，体质虚弱，喉头痰多咳不出，

根据医嘱，必要时吸痰。有心电监护。

1. 操作前解释：王大妈，您好！我是值班护士小张，因为您喉中痰多，不能咳出，现在要给您吸痰，好吗？不用怕，我保证操作很轻，请您放心，希望您能配合。

2. 操作中指导：王大妈，请您放松，吸痰时喉咙可能会不舒服，请不要紧张。请把口张开，我会很轻的。您配合得很好，吸痰很顺利，您有什么不舒服吗？请您再坚持一下，很快就结束了。很好，现在呼吸好些了吗？

3. 操作后嘱附：王大妈，谢谢您的配合，再有痰时您可以试着自己轻轻咳嗽，最好自己能把痰咳出来。可以适当喝一点水，这样痰液更容易咳出。呼叫器就放在您的枕边，如有需要，请按呼叫器，我会及时来看您的，谢谢合作！

附：吸痰法考核评分标准

项目	项目总分	操作要求	评分等级及分值				实际得分	备注
			A	B	C	D		
仪表	4	工作衣、帽穿戴整齐，洗手，戴口罩	4	3	2	0~1		
操作前准备	14	备齐用物，放置合理	4	3	2	0~1		
		核对，解释，评估	6	4	2	0~1		
		检查吸引器，压力调节适宜	4	3	2	0~1		
操作过程	50	倒无菌生理盐水	4	3	2	0~1		
		戴无菌手套	4	3	2	0~1		
		湿润吸痰管并试吸	4	3	2	0~1		
		手法正确，深浅适宜	10	8	6	0~4		
		吸痰方法正确，吸尽痰液	10	8	6	0~4		
		吸痰时间及间隙时间正确	8	6	4	0~2		
		处理痰液黏稠的措施正确	8	6	4	0~2		
		擦净面部的分泌物	2	2	1	0~1		
操作后	12	安置患者，整理床单位	3	2	1	0~1		
		吸痰管处理正确，及时清倒储液瓶	5	4	3	0~2		
		记录吸痰效果及痰量，性状	4	3	2	0~1		
护患沟通	10	与患者或家属沟通有效，取得合作	10	8	4	0		
操作熟练程度	5	动作轻巧、迅速、有条不紊	5	3	2	1		
操作质量	5	操作规范，患者舒适	5	3	2	1		
总计	100							

洗胃法

实训三十九

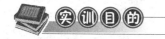

1. 通过实训学会洗胃溶液的选择。
2. 学会各种洗胃的方法。

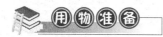

1. 电动吸引器 1 台，自动洗胃机 1 台（图 39 - 1）。
2. 治疗盘内备胃管 1 根、量杯 1 只、水温计 1 支、压舌板 1 支、小镊子 1 把、棉签 1 包、弯盘 1 个、听诊器 1 个、手电筒 1 个、胶布 1 卷、纱布数块、液状石蜡 1 瓶、检验标本容器 1 个、毛巾 1 条、塑料围裙和橡胶单各 1 条、水桶 2 只（1 只盛洗胃液、1 只盛污水）。

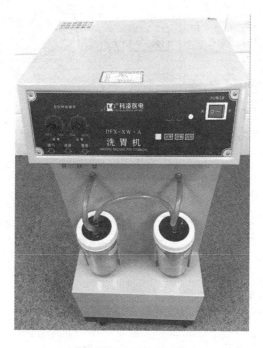

图 39 - 1　自动洗胃机

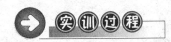 实训过程

1. 观看录像，教师示教各种洗胃法，明确操作要领和注意事项。

2. 教师提出实训方法和要求：4～6个学生为一组，轮流练习各种洗胃法，操作时全组学生共同配合完成，如一人进行插胃管，一人连接调试机器，一人负责观察等。各种洗胃方法完整操作至少一遍。

3. 学生分组练习，教师巡视指导，及时评价矫正。

4. 请1位学生进行演示，指出存在问题，集中讲评本次实训情况。

操作流程图及操作要点

（一）操作流程图

电动吸引器洗胃法

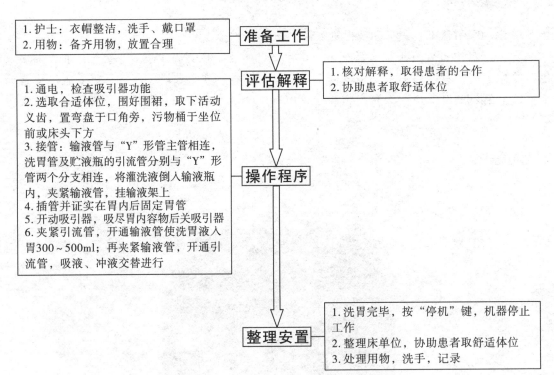

自动洗胃机洗胃法

1. 护士：衣帽整洁，洗手、戴口罩
2. 用物：备齐用物，放置合理

→ **准备工作**

↓

评估解释 ←
1. 核对解释，取得患者的合作
2. 评估病情，取得合作

↓

1. 选取合适体位，围好围裙，取下活动义齿，置弯盘于口角旁，污物桶放于坐位前或床头下方
2. 插管并证实在胃内后固定胃管
3. 通电，检查自动洗胃机功能
4. 将已配制好的洗胃液倒入水桶，将3根橡胶管分别与洗胃机的进液管、胃管、污水管相连，药管的另一端放入洗胃液桶内，污水管的另一端放入空水桶内，胃管的另一端与患者的胃管相连。调节药量的流速
5. 按"手吸"键，吸出胃内容物，再按"自动"键，对胃行自动冲洗；反复灌洗（图39-2）

→ **操作程序**

↓

整理安置 ←
1. 洗胃完毕，按"停机"键，机器停止工作
2. 整理床单位，协助患者取舒适体位
3. 处理用物，洗手，记录

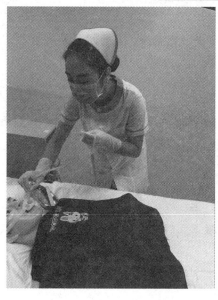

图 39-2　自动洗胃机洗胃

（二）操作要点

1. 插管时动作要轻，切勿损伤食道黏膜或误入气管。

2. 每次灌洗量不宜过多，500ml 为限，如灌入液体过多，液体可从鼻腔、口腔涌出而引起窒息，同时易产生急性胃扩张，增强毒物吸收。

3. 洗胃完毕拔管时应反折胃管以纱布包裹，迅速拔出。

4. 洗出液澄清无味时才能停止洗胃。

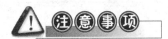

1. 在洗胃过程中如发现患者腹痛，或有血性液体洗出，应停止洗胃，并通知医生，协助医师处理。

2. 吞服强酸强碱腐蚀性药物者，切忌洗胃。

3. 幽门梗阻患者洗胃时，需记录胃内储留量，洗胃宜在饭后 4~6 小时或空腹时进行。

4. 昏迷患者洗胃宜谨慎，去枕，头偏向一侧，以免分泌物误入气管。

5. 消化性溃疡，食管梗阻，食管静脉曲张，胃癌等一般不做洗胃。

操作沟通范例

【案例】

吴某，女，38 岁。20 分钟前误食含敌敌畏的饮料后，口吐白沫，无意识丧失。查体：T 36.8℃，P 108 次/分，R 22 次/分，BP 130/80mmHg。神清，口吐白沫，颈软，无抵抗，心律齐，腹平软，肢体活动良好。初步诊断：有机磷农药中毒。医嘱：立即洗胃。

1. 操作前解释：吴姐，您好！我是值班护士小李，为了减少您身体对毒物的吸收，准备给您洗胃。我现在把一根细软的管子从您的鼻腔插入胃内，插管的过程有点不舒服，但您只要按我说的做，配合好，很快会完成的，我会尽量轻一点，请您配合。

2. 操作中指导：吴姐，为了便于胃管插入，我帮您取半卧位。来，我先检查一下并清洁您的鼻孔，好，没问题。现在开始插管了，请您放松，我保证动作很轻柔，请您做吞咽动作。好，很好，有点恶心，是吗？请您张口呼吸，先休息一下，现在感觉好些了吗？请您再坚持一下。好，胃管已经插好了。吴姐，鼻咽部有异物感是正常的，很快就适应了，现在我用胶布把管子固定好。现在开始我要把洗胃液注入您的胃中，还要把您胃中的毒物清洗出来，这个过程需要一段时间，您不要紧张，冲洗出的液体澄清无味就可以了。现在您冲洗出的液体已经澄清无味了，我现在要给您拔管，我会轻一点，您不要紧张。

3. 操作后嘱咐：吴姐，谢谢您的配合。您不要担心，我们会尽全力为您治疗。

附：洗胃法考核评分标准

项目		项目总分	操作要求	评分等级及分值				实际得分	备注
				A	B	C	D		
仪表		5	工作衣、帽、鞋穿戴整齐，戴好口罩	5	4	3	2		
操作前准备		5	修剪指甲，洗手	2	1.5	1	0		
			备齐用物，携至床旁	3	2	1	0		
操作过程	患者准备	12	核对床号、姓名，解释操作目的及过程	4	3	2	1		
			评估患者全身和局部情况	4	3	2	1		
			患者取坐位或半坐卧位，昏迷患者取左侧卧位	2	1.5	1	0		
			颌下铺治疗巾，清洁鼻腔	2	1.5	1	0		
	插管	16	测量胃管插入长度并做标记，润滑胃管前端	4	3	2	1		
			一手持纱布托住胃管，另一手持镊子夹住胃管，沿一侧鼻腔轻轻插入	6	5	4	3		
			到15cm时嘱患者做吞咽动作，当患者做吞咽动作时，将胃管迅速向前推进	6	5	4	3		
	固定灌洗	25	确定胃管在胃内后，用胶布固定胃管于鼻翼及面颊部	5	4	3	2		
			吸尽胃内容物	5	4	3	2		
			灌入洗胃溶液，再吸出，反复进行，直至洗出液液澄清无味	5	4	3	2		
			正确处理灌洗过程出现的故障	5	4	3	2		
			随时观察患者病情变化	5	4	3	2		
	检查连接	6	检查洗胃机或吸引器性能	2	1.5	1	0		
			各种管道连接正确	2	1.5	1	0		
			调节负压正确	2	1.5	1	0		
	拔管	6	拔管方法正确	3	2	1	0		
			协助患者漱口、洗脸，卧床休息	3	2	1	0		
	整理记录	10	清理用物，整理床单位，协助患者取舒适卧位	3	2	1	0		
			记录拔管时间及患者反应	2	1	1	0		
			正确清理、消毒洗胃机或吸引器	5	4	3	1		

项目	项目总分	操作要求	评分等级及分值				实际得分	备注
			A	B	C	D		
护患沟通	5	与患者沟通良好，取得合作	5	4	3	2		
操作熟练程度	5	动作稳、准、轻、快，操作熟练	5	4	3	2		
操作质量	5	操作规范，患者感觉舒适	5	3	2	1		
总　计	100